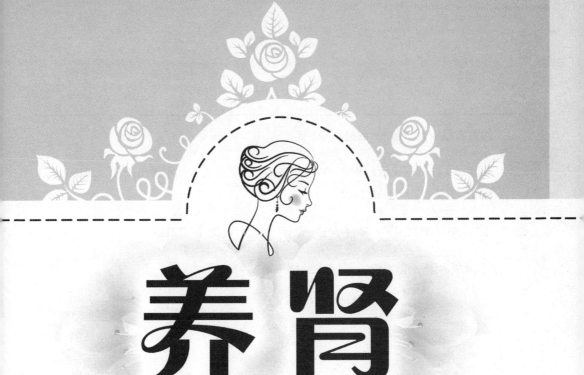

养肾

女性健康美丽的根本

主　编　卢晟晔

编　者　吴　非　　杨玉平　　李　茹　　聂丹丹
　　　　冯丽萍　　才永发　　于　跃　　刘丽梅
　　　　蔡文娟　　和桂琴　　周新尧　　李　清
　　　　郗砚彬　　陈　岩　　卢晟晔

人民軍醫出版社
PEOPLE'S MILITARY MEDICAL PRESS
北京

图书在版编目（CIP）数据

养肾，女性健康美丽的根本 / 卢晟晔主编. —北京：人民军医出版社，2016.1
ISBN 978-7-5091-8830-9

Ⅰ.①养… Ⅱ.①卢… Ⅲ.①女性－补肾－基本知识 Ⅳ.①R256.4

中国版本图书馆CIP数据核字（2015）第259367号

策划编辑：任海霞　　文字编辑：刘兰秋　刘新瑞　　责任审读：郁　静

出版发行：人民军医出版社　　　　　　　　经销：新华书店

通信地址：北京市100036信箱188分箱　　邮编：100036

质量反馈电话：（010）51927290；（010）51927283

邮购电话：（010）51927252

策划编辑电话：（010）51927300—8201

网址：www.pmmp.com.cn

印、装：京南印刷厂

开本：710mm×1010mm　　1/16

印张：12.25　字数：163千字

版、印次：2016年1月第1版第1次印刷

印数：0001—4500

定价：28.00元

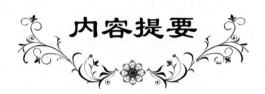

内容提要

　　补肾对于身体来说非常重要，但是多数人一听到"补肾"二字，立刻就会联想到男性，似乎补肾仅为男性所必需。实际上，女性也需要补肾。女性肾虚，健康就会出问题，衰老特征也会逐渐出现，这对于女性来说是非常可怕的。本书详细讲述了补肾、养肾、护肾的各种方法，内容丰富、具体，有针对性，语言通俗易懂，是女性养肾补肾、保持健康美丽的必备手册。

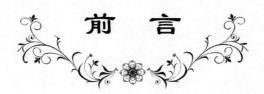

前　言

　　肾为先天之本、生命之源，是构成机体和维持生命活动的重要脏器，也是人体生理功能活动的动力和源头，它和五脏六腑以及各个组织器官之间都有着密切的联系。

　　养肾的关键就是保证肾阴、肾阳的充足和平衡。人体肾精充足，肾的元阳或真火才可以滋养全身组织脏器、繁衍后代；肾阴或肾阳不足，就会导致肾虚，影响全身健康。

　　补肾对于女性来说非常重要，尤其是30—40岁的女性，更应当注意补肾。现代社会中，部分女性为了生活，为了家庭，不得不奔波忙碌，生活节奏日趋加快，进而使得身体长期处在超负荷状态，精神压力非常大，人体平衡也在不知不觉中被打破，显现出身体透支状况。但是，由于事务繁忙、工作紧张等，往往感受不到体内出现的种种变化。实际上，健康状况的透支已经出现，肾虚也跟着出现。此时，多表现出面色苍白、黑眼圈、口唇周围肤色发黯，头发干枯……这些都是爱美女性平时最关注的方面，却因为肾虚而让女性们露出失落之相。

　　由此我们也能看出，女性若是爱美，外在的打扮是必需的，可养肾比外在装饰更为重要，因为外在的美丽是短暂的，只有养肾得到的健康才是永久的。

　　爱美的女性，一定要想办法保持自己的肾健康，要充分了解补肾养肾方法，通过按摩、运动、食物、药物等方法来养肾、补肾、护肾，通过健康的肾补养，保持青春永驻。

　　受编写水平所限，书中的不足或错漏之处，敬请广大读者批评指正。

编　者

2015年金秋

目　录

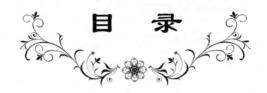

第3章　五脏与养肾，五脏通达则肾安康

第4章　食物与养肾，女性养肾、补肾从"食"而入

第5章　运动与养肾，让女性轻松养肾、健肾

第6章　用药与养肾，从不同角度帮女性补肾

第7章 按摩，女性的养肾大法

第8章 房事与养肾，女性"性"福与肾相关

第9章　女性四季养肾，季节不同，方法迥异

第10章　好习惯，让女性的肾越来越"强壮"

第 11 章　容易肾虚的女性，应多防范、保健

第 1 章

肾乃先天之本，
女性知肾好养生

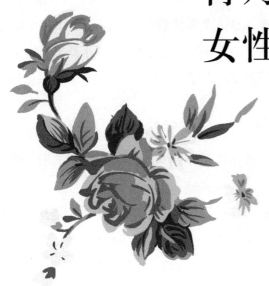

中医所说的肾是什么

肾，在中医和西医临床上是有区别的。西医所说的肾是一个脏器，位于腰部1～3椎左右两侧，蚕豆样形状，主要生理功能为分泌、排泄尿液以调节人体水液代谢。一旦肾出现病变，其他脏器就会受到损害。西医的肾病包括肾小球肾炎、肾结石、肾结核等。

中医对肾的解释不仅局限在肾本身，范围比西医更广泛，比如肾小球肾炎，中医将其分成肾阴、肾阳、肾实、肾虚4种不同临床证候，因此治疗时常出现同一病症，处方却不同，或是不同病症处方完全相同，而这种诊断方法正是中医的独特之处。

在中医看来，肾除了主水液代谢，还主藏精、主骨、主二便、主人体生长发育和生殖繁衍等。肾所主的器官多处在腰部以下，因此有"腰为肾之府"的说法。

在中医典籍《黄帝内经》中有这样的说法："北方生寒，寒生水，水生咸，肾生骨髓，肾主耳，在志为恐，恐伤肾……""肾藏精，主生殖、生长、发育，开窍于二阴，生髓、充脑、主骨、化血，主水液，纳气。"中医所说的肾具有以下功能。

1. **肾藏精** 也就是说，肾的功能包括生殖能力和人的生命活动。中医学认为，肾气支配着人体生长发育的过程，人从发育到衰老、死亡的过程，皆为肾气由盛而衰所致。女性一旦肾虚，月经量就会减少，甚至闭经，或是子宫虚寒，不孕、衰老等。

2. **肾主水** 人体水液的代谢、排泄和肾功能之间有着密切的关系，如小便清长、遗尿、尿少身肿、五更泄泻等，均与肾气不足有关。

3. 肾主骨生髓　肾和骨髓的生长发育之间关系密切，还能够促进骨髓生长、造血，肾气足，骨骼和牙齿就会强壮坚固，而肾气虚牙齿会松动、易脱落，常腰膝酸软或疼痛。肾气充足的人听力一般都很好，而肾气虚的人听力较差，甚至会出现耳鸣、耳聋；肾气主发，肾气足的人毛发通常厚密而有光泽，反之，肾气虚的人头发干燥没有光泽，易生白发、脱发。

4. 肾主纳气　中医学认为"肺主呼，肾主吸"，肾气亏虚，吸进去的气会比呼出去的气少很多，常会觉得上气不接下气，动不动就喘不上气来。

从上述中医理论中我们不难看出，人体的外形、生理功能和活动都和肾之间有着密切关系。中医学认为，先天精气的保持与抗衰老之间的关系密切，人体的先天精气被肾所制，通过调理肾的阴阳能够强化生命的抗衰老机制。

肾病包括以下几方面。

1. 肾精不足　也就是我们通常所说的肾虚、肾亏，有的是先天禀赋或久病所致的肾精亏损，还可能是房事过度，进而伤害到肾精所致。肾主骨生髓，因此，肾气不足患者通常会出现生殖功能衰退、骨骼发育不良、骨髓空虚等症。

2. 肾阳不足　因为先天性或年事高引发的肾阳衰弱，或房事过度、久病伤肾引发的肾阳不足，会表现出腰膝酸软、胃寒、四肢冰凉、体力变差、宫寒、不孕、性欲减退、大便溏稀、五更泄泻、尿频、夜尿增多、尿不利、水肿、面色㿠白或黯黑、舌淡苔白、脉沉细无力。肾阳虚的女性大都肾不纳气，呼气多，进气少，稍微活动就会气喘吁吁。

3. 肾阴不足　多为虚劳久病引发的肾阴损害，或房事无节制所致。此证患者主要表现为：眩晕、耳鸣、失眠、健忘、手心烦热、潮热盗汗，舌红苔红少、脉细窄而迅速、咽喉干痛。

4. 肾气不固　多由于老年肾气衰退、年幼肾气不足、性生活不节制损伤肾气所致。此类女性主要表现为：月经淋漓不尽、白带清稀量大、舌质淡、脉细而弱。

肾强壮，则女性不衰

一次，一位朋友找到我，她35岁，是某公司的部门经理。看到她的时候，我不免有些吃惊，原本干练、精神十足的女性怎么短短几个月间变得如此颓废？整个人也好像苍老了很多。

原来，最近这位朋友被"更年期提前"所困扰。据她所说，最近她常觉得精神不振，上班的时候注意力不集中，还总是丢三落四。回家之后对着老公和孩子大发脾气，可事后又觉得自己小题大做。有时候孩子顶撞几句或者老公的语气稍微重些，自己就会觉得难过，潸然泪下。老公经常跟儿子说她更年期提前，而她自己也觉得这些情绪变化可能真的是更年期提前所致。

我笑着告诉她，不一定是更年期提前所致，也许是肾虚引发的。

虽然女性在35－40岁这个阶段还没有进入更年期，但是很多处在这个年龄段的女性却很少有幸福感，她们经常孤影自怜、焦虑、忧郁，甚至会产生恐惧感，经常误以为自己更年期提前。

实际上，导致女性出现上述不适的主要原因就是肾虚。肾虚原本是老年人的高发病，但是职场女性却因为压力过大、生活不规律、久坐不动、处于密封空调房中等原因而使得自身免疫力下降，进而引发肾虚。

对于女性来说，健康和美丽象征着肾气充足，肾虚会导致女性早衰。肾是我们的先天之本，它关系着人的生长、发育和生殖过程，一旦肾虚，衰老现象就会凸显，如记忆力下降、注意力不集中、情绪波动较大，并且还可能伴随着性欲下降、烦躁、焦虑、多疑等类似女性更年期的症状。所以很多女性在还没有进入更年期的时候就已经感受到各种不适袭来了。

其实，各个阶段的女性都有可能肾虚，幼儿时期肾虚会导致发育迟缓；青春期肾虚会导致初潮延迟，经量减少；成年肾虚会导致不孕不育、性欲降低、提前绝经；更年期肾虚容易骨质疏松，出现心脏病变。

就像我的这位朋友，身居特殊的职位，每天的工作和生活压力都非常大，而且她还处于女性"五七（35岁）"期间《黄帝内经》载："女子五七……面始焦，发始堕……"，身体和心理都会发生一系列的变化。尤其是身体的变化，此时的女性衰老特征凸显，对于爱美女性来说的确是个不小的打击。

之后，我为这位朋友把了脉，发现她确实有些肾虚，给她推荐了金匮肾气丸，坚持服用一段时间后，各种症状都得到了缓解。我告诉这位朋友，如果49岁之后出现上述症状，可以首先考虑更年期综合征，可如果不足40岁，首先要考虑自己是否肾虚。再者，压力过大可能引发的疾病有很多种，因此，无论处在何种职位，都应当学会给自己减压，这样才能百病不侵，同时保证肾的健康。

由此可见，肾对于女性来说是非常重要的，如果你不对它加以重视，那么衰老就会迅速找上你。肾为女性美丽的根本，只有保养好肾，女性才能"经久不衰"。

肾足则身体健康，肾虚易寿命短

从健康保健角度上说，现在提到最多的词语就是养生、保健，如足疗按摩、温泉养生等。谈及"养生"二字，就不得不提及肾。

养生，即"颐养生命"之意，就是以调阴阳、和气血、保精神作为原则，通过调神、导引吐纳、四时调摄、食养、药养、节欲等方法，进而达到健康、长寿的目的。也就是说，在维持生命的基础上保持身体健康。

中医学有个重要的词语——"气"，出门时要看"天气"；锻炼身体在大地上可接受"地气"；日常生活中，感冒、发热、咳嗽等，中医医师会提及"卫气""营气""原气""精气""水谷之气"等。若从"气"的角度探讨，会发现气有强、弱、虚、实、满、绝各种状态，还包括聚、集、合、结、耗、散、消、升、降、闭、胀、逆、收、沉、浮等变动，并且，它还具有温、凉、寒、热、辛、甘、酸、苦、咸等性质。

谈到气，就必须要提及元气，元气也称原气，受之于先天，需靠后天荣养。先天，即父母精血化生。元气来源于肾，藏在丹田，借助三焦抵达全身，推动脏腑等器官组织活动，是生化动力源泉。而后天荣养，意思就是说元气在人出生之后，会通过饮食起居、生活习惯等方面调养，所以，有人将元气直接称作肾气，有些人将元气与肾统称为肾元。

因此，肾气就是人体生命依存的重要物质。肾气充足的人身体健康，寿命绵长；反之，则易生病，寿命短。肾中精气充足与否与人的寿命之间有着密切关系，人的生长、发育、衰老过程，都由肾精决定。肾和人的体力、智力、寿命之间关系密切。

肾为先天之本，受之父母，不能增多，应当尽量减少肾精损耗，而并非大补特补。平时补肾，要以平补为主，还要因时、因人、因地而异，根据季节、体质、气候的不同选择补肾方法。比如，有的人肾虚，要以温肾填精、益肾补血为主，日常生活中，特别是冬季，可多吃些羊肉等偏热性而又能温补肾阳的食物，或吃些温性水果，如柿子、大枣，进而补血益肾填精、抵御严寒。

脾虚者应当以补阳运脾为原则，多吃粳米、莲子、鲢鱼、带鱼、虾等性温健脾食物。

肾虚，女性容颜易"褪"

一次同学聚会，餐桌前大家闲聊之际，有位女同学突然凑到我跟前，跟我说最近一段时间觉得自己比之前衰老了很多，面色无华，脸上还生出一些暗疮，头发也变得干枯起来。

虽然这位同学年仅30岁，但确实比周围同龄的其他同学显得苍老了很多。我问她还有没有什么觉得异常的地方，她回答说，经常会觉得口干舌燥、皮肤瘙痒，经常失眠，即使睡着了也睡不踏实，梦一个接着一个地做，觉得什么事情都很无聊。

我问她平时的工作压力是不是很大，她说的确如此，自己是一所高中的高三班主任，平日里没少和学生们着急上火。终于熬到了暑假，想着自己好好地放松一下应该就没事了，可没想到，自己每天保持8小时的睡眠，按时吃饭，生活得非常规律，可症状仍然没有缓解。听到这儿，我便告诉她，她很可能是肾虚了。

对于一个年仅30岁的女性来说，不应该到容颜失色的地步，很多30岁的女性仍然像二十几岁的女孩儿那样美丽动人，脸上完全看不到一丁点岁月的痕迹，主要是因为她们身体健康，肾功能强健。

可我的这位同学却因为肾虚丧失了美丽，提前衰老，应了古人那句"男怕伤肝，女怕伤肾"。

很多女性认为肾虚是男人的事儿，实际上，女性由于受到生理和病理等因素的影响也常会被肾虚所困扰，而且女性肾虚的概率并不比男性低。

对于女性来说，肾功能的强弱对于活力的保持、美容养颜、强身健体等均有非常重要的作用。女性的一生中需要经过月经、怀孕、分娩、哺乳等生理过程，此时再加上生活和工作的压力，使得肾精更加不足。

补肾是女性美容的必要方法，只有女性的肾健康了，才能够保证气血的充足和容颜的焕发，脸上的衰老痕迹就会随着肾气的增强而慢慢褪去，肾是一个能够让女性重新焕发青春魅力的器官。

女性如果能够及时补养肾，增强肾动力，就能够有效延缓衰老，让女性保持十足魅力和青春活力。

我嘱咐这位同学平时适当增加补肾食物的摄入，同时服用适量补肾中药，如金匮肾气丸、六味地黄丸、知柏地黄丸等，并且一定要懂得为自己减压，积极乐观一些。这位同学经过一段时间的调理后，气色果然大好，看上去更有活力，也更显年轻了！

简单几招，就能测出你是否肾虚

肾虚是常见症状，素来有"十肾九虚"的说法，而且，目前肾虚已经成为人们所关注的健康问题。中医学认为，人体是个有机整体，每个部位都和经络相连，任何局部出现病变，都会在身体其他相关地方反映出来，因此，观察人体各方面症状，即可诊断疾病。肾的好坏和人的健康状况密切相关，想要健康，一定要先养好肾。

那么究竟怎么才能知道我们自己是否肾虚呢？下面就来为大家介绍几种自我检测肾健康状况的方法。

眼睛和全身

肾气充足的人眼睛明亮、眼球灵活、双眼炯炯有神、反应灵敏、意识清醒、说话利落、动作矫健协调，这就是为什么生活中有很多女性年过30岁，却仍旧如同十七八岁的姑娘那样活泼好动。

肾气不足的人双眼呆滞、精神萎靡、动作迟缓、反应迟钝。通常情况下，三四十岁的女性处在这种状况则说明肾虚。

肾阳虚的人多懒言少语、喜欢安静、精神疲乏、昏昏欲睡；而肾阴虚的人常常会夜不能寐、烦躁不安。

面色

肾虚的人脸色通常不好，阴虚者会因为阴虚火旺，颧骨处出现潮红颜色，而阳虚者会因为寒气太重，面色青黯无光。

有的人面色黧黑，即黑中透黄的黑，通常为肾精衰竭所致，这种现象多出现在病危患者身上。有的人双眼眼眶青黑，多为久病伤肾所致。

有的人面色惨白无光，突然面色红如上妆，就像涂了胭脂，是由于患者脏腑中的精气衰竭，阴气太虚，不能控制阳气，使得阳气上头，导致面色突然变化。

❀ 体型

中、青年女性是最容易出现肾阴虚的，因为中、青年是人一生当中负担最重的阶段，不管是工作、学习，还是锻炼，都会消耗身体中大量物质，此外，中、青年对性需求较高，消耗的物质量大。因此，阴虚女性大多身体疲倦，喜欢躺在床上，多数身体肥胖。阳虚女性大多身体消瘦。

❀ 头发

头发处在人体的极端位置，中医将其看成阳气交会之处，肾主头，肾之精华在于发，头发的状况与肾的关系非常密切。

女性如果拥有浓密、乌黑、光滑的秀发，说明肾气充盈，身体健康。中、青年女性头发稀少，而且容易脱落，经常伴随着晕眩、健忘等，说明她是肾虚。如果女性早生白发，通常为肾虚所致。

❀ 耳朵

小时候常听人说："耳朵大有福"，实际上，这句话并非只是俗语，从中医的角度上说，耳朵和身体健康之间关系密切。中医学将耳朵看成肾的孔窍，肾气从耳朵进出，因此，耳朵可以反映肾气状况。

通过耳朵看肾主要是看耳朵的形态、颜色。耳朵轮廓丰满、肥厚、质地柔软，看上去红润健康，则说明身体健康、肾气充足；耳朵轮廓薄、发黑，或薄、发白，都说明肾气不足；耳朵轮廓干枯焦黑，说明肾精亏虚、精气衰竭，多为疾病所致。

❀ 牙齿

肾主骨，而牙齿为"骨之余"，因此，牙齿的状态能够反映肾的健康与否。

牙齿洁白、润泽、坚固，说明肾气充盈；牙齿干燥、缺乏津液滋润，说明阴精缺乏；牙齿干燥，看上去如同枯朽的骨头，说明肾阴枯竭，多出现在病重晚期的患者身上；牙齿松动、稀疏，齿根露在外面，则表明肾虚、虚火上炎。

❀ 脊背

腰为肾之府，被肾所主，和肾之间的关系密切。如果腰脊不能正常弯曲、直立，或腰脊疼痛，皆可能为肾精亏虚所致。

❀ 阴

有些女性出现子宫脱垂、阴户突出，可能患上了中医所说的阴挺证，多为肾虚所致。

❀ 足

有的人足部水肿或腿部水肿，多为脾肾阳虚所致；有的人双足痿废，走路困难，多为肾中精气受损所致；有的人足部和小腿处皮肤红肿、疼痛、臭秽，多为肾亏所致；有的人足趾瘀肿疼痛，甚至整个足部如此，可能伴随溃烂、发臭等，多为肾虚血瘀所致。

❀ 排便

如果出现便秘，经常口舌干燥、腹胀，说明是肾阴虚；如果便溏，或便如清水，经常排出食物残渣，或五更泄泻，多为肾阳虚所致。

如果小便短小，而且伴随着全身水肿、肢体冰冷等，多为肾阳虚所致；如果小便清长，甚至出现尿失禁，多为肾气虚所致；如果小便量多，常伴随着口渴、皮肤干燥、消瘦等，多为阴阳两虚所致。

❀ 月经、带下

如果按时来月经，则说明肾精充足；如果月经超龄未来，或初潮迟缓、经量少，甚至闭经，说明先天肾气不足。

如果月经量多、色红，并且伴随着五心烦热、腰膝酸软，多为肾阴虚；经期延后，并且伴随着黯黑、畏寒怕冷、神疲乏力等症，多为肾阳虚；如果经期先后不定，量少色淡，伴随着头昏耳鸣、面色晦暗等，多为肝肾不足。

如果女性带下质稀色淡，面色晦暗，小腹坠痛，多为肾阳虚；如果带下色黄，或红白相间，量多，伴随着口渴、耳鸣、五心烦热、头晕目眩等症，多为肾阴虚。

此外，通过下面这份调查问卷也能知晓肾的状况。

1. 尿频　正常饮食情况下，夜尿是否在3次以上，是否小便无力，淋漓不尽？

2. 便秘　是否经常大便干燥，排便困难？

3. 神疲乏力　是否经常感到疲劳，懒于说话，喜欢闭目养神，注意力不集中，工作无激情或力不从心？

4. 腰痛　是否经常出现腰痛，劳累时候或在阴雨天气中腰痛更甚？

5. 被慢性病所扰　是否患有各种慢性病，如糖尿病、高血压、冠心病等？

6. 功能衰退　是否对房事不感兴趣，质量差？

7. 畏寒怕冷　是否周围环境稍微变凉就四肢发冷，特别怕吹风，睡觉的时候焐不热被子？

8. 失眠健忘　是否经常倦怠，有困意，但经常睡不着，睡着了又容易惊醒，睡眠质量差，经常丢三落四？

9. 脱发　洗头发的时候是否经常大量脱发。

10. 免疫力差　是否免疫力较差，经常感冒、发热？

如果以上这份调查问卷中的10个问题中，你所回到的"是"超过了4个，很可能说明你已经肾虚，应当及时咨询医师，看看自己是否肾虚，以及属于哪种肾虚，及时补肾，以免各种不适症状接二连三地找上你。

女性养好肾，才能有个好身体

从中医学的角度上说，肾涵盖了人体的生殖、泌尿、神经、骨骼等组织器官，具有调节人体功能，为生命活动提供元气和动力的作用。中医学提到的肾除了包括肾器官，还包括先天之本的生命系统，在五行之中肾属水，和膀胱、骨、髓、脑、发、耳、二阴等一同构成肾系统。

肾和我们的身体健康之间关系非常密切，被称作"先天之本""生命之源"，可以说，人的一生都与肾息息相关。

人的一生，只有短短几十年寿命，从出生到死亡，要经历生长、壮盛、衰老几个过程，与肾精气的盛衰关系密切。《黄帝内经》中曾提出"女七男八"的说法。意思就是每过7年，女性就会经历一个阶段，而每过8年，男人就会经历一个阶段。

《黄帝内经》中有述：女性7岁的时候肾气开始旺盛，开始长头发，牙齿开始替换；到了14岁的时候会来月经，可生子；21岁的时候肾气平均，筋骨强劲；28岁的时候身体盛壮……

这段表述实际上就是在强调女性的一生与肾之间有着密切关系。

从幼年开始，肾经逐渐充盛，出现牙齿生长现象；到了中青年的时候，肾精会进一步充盛，机体发育达到高峰时期；老年时，肾精逐渐衰退，形体开始衰老，牙齿松动。肾精是生长发育的根本，肾精亏少，人体的生长发育会受损。这就是为什么很多女性虽然刚刚三十几岁便早生白发、脱发、驼背了。

人体生殖器官的发育及生殖功能均要依赖于肾，肾精为胚胎发育的原始物质，能够促进生殖器官成熟，因此，肾精的生长、储藏、排泄与后代繁衍之间关系密切。女性从正常来月经开始具备生殖能力，一旦肾功能失调，便会引发性功能异常、生殖功能降低。常见的流产、不孕不育、闭经、痛经等都与肾功能障碍有关。

经常有人说自己肾虚，可究竟自己是肾阴虚还是肾阳虚却无从知晓。阴阳在体内是动态平衡的关系，他们相互依存，又相互制约，调节人体的生命活动。在生活的各个方面都离不开阴阳平衡，比如，天气寒冷时，阴强阳弱，人就会自觉增添衣物，通过补阳之法达到阴阳平衡。因此，想调整好人体功能，应当保持肾阴、肾阳的动态平衡，这对于增强人体抵抗力意义重大。

生活中，很多女性伴随着尿多、尿频、尿失禁的问题，甚至有些人出现了水肿，实际上，这些表现都和肾有关系。通常情况下，水喝到胃中要通过脾胃来运化、传输，有用的部分输送至全身，进而发挥出相应的生理功效，而没有用的部分会通过汗液、尿液排出体外，进而维持水液平衡。肾有气化之功，若功能失常，喝入胃中的水就不能及时气化，排出体外，人就会出现尿频、尿多问题，一旦肾功能失调，水液代谢就会出现障碍，进而引发尿少、水肿等问题。

和呼吸有关的常见疾病包括：气管炎、支气管扩张、哮喘、肺气肿等，而这些疾病大都为肾功能异常所致。因为"肾主纳气"，也就是说，肾可以固摄、受纳吸入的肺气，进而调节呼吸，人体正常呼吸虽然由肺所主，但是吸入肺中的气要通过肾来摄纳，肺和肾相互协调，呼吸才能顺畅。一旦肾功能失调，吸入肺中的气就不能归肾，进而引发气短、气喘等病理反应。

肾精充足，骨质就能够得到充分的滋养，骨骼才能很好地发育，骨质细密，骨头坚固有力。可一旦肾精不足，骨骼就会失去滋养，肾功能异常对于三四十岁的女性来说，会出现腰膝酸软、步履蹒跚，甚至足痿而行动受阻等。

肾生髓，因此，肾精充足，大脑就能够得到滋养，人就会变得头脑发达、精力旺盛、记忆力增强，反之，一旦肾精亏虚，大脑就不能得到充分滋养，对于三四十岁的女性来说，很容易精神萎靡、反应迟钝、记忆力下降，甚至会患上健忘症。

有很多女性到了三四十岁的时候开始脱发、生白发，头发变得干枯，这很可能是肾精亏虚所致，因为发质和肾精的充盛与否息息相关。

中医学认为，肾"在志为恐"，所以，肾气充足，人的心神才能安定，反之，容易产生恐惧，甚至出现精神性疾病。

此外，肾还以可濡养气血、聪耳明目、协调脏腑。

通过上述介绍我们也能看出，女性只有养好肾，才能有个好身体。

肾好的女性，更有"女人味儿"

肾在五行中属水，位于我们五脏的中下方，藏着肾精，为身体提供火力，让我们精力充沛。

肾主藏精，生产元气。肾精是滋润女性身体的一切物质，如唾液、血液、消化液、内分泌液等人体中的阴，皆需肾精生产。肾精的量是有限的，一旦肾精不足，身体便会元气大亏，白带清稀、无月经或月经不调、痛经、腰膝酸软、眩晕，甚至性冷淡、不孕不育、早衰、更年期提前等。

想要不生病，应当想办法让体内心火向下走，这样心火就可以和肾水交融，温暖肾水。心火不过热，就不会蔓延，肾水不过凉，便不会泛滥，进而达到平衡状态。上述现象即为心肾相交，健康者一定心肾相交。

我有个朋友，才三十出头，由于肾虚，肾水不能约束心火，心火上窜，额头长出很多痘痘，口中干苦，口腔溃疡。晚上躺在床上的时候觉得胸口烦热，睡不着，夜尿增多，一个晚上数次排小便。

女性肾不好，卵巢、子宫就会缺乏营养，进而衰退，之后出现月经不调，甚至闭经、性欲下降、不孕不育等症。此外，肾不好的女性，特别是肾虚的女性，容易乳房瘦小，臀部塌瘪，腿部毒素、脂肪堆积，头发开叉、断裂、变白；

头晕，思维不敏捷；听力下降；耳鸣，体力欠佳，稍微劳累就腰酸背痛；经常腰痛、足跟痛。

我告诉朋友每晚6：30～7：30按摩肾经、心包经，按至每条经脉发酸发胀为止。注意，顺着经脉查找痛点，皮下出现条索、硬块的地方应当加大力度按揉，将条索和硬块揉开，至痛点不痛，即可打通经脉。

连续调理1周之后，朋友的口腔溃疡就愈合了，也不再起夜，1个月之后，胸口烦热消失，躺到床上能迅速入睡，额头上的痘痘也不见了。整个人的思维变得清晰了很多，工作效率也有所提高。

还有个朋友，每天早晨起床都会发现自己掉了很多头发，经常头晕，经量减少，面对自己的老公常表现得性冷淡。

实际上，她表现出的这些症状都和肾虚有关。之后，我给她出了个主意，让她每天晚上7：00用五行养生油搓八髎穴30分钟，搓八髎穴的时候，应当能够感受到腰部热力从后腰一直渗透至前面肚脐周围和关元穴处。坚持按摩1周后就不再掉发了，性冷淡也得到了改善。

我们身体所需营养皆由肾精产生，女性的记忆力、思维能力、白带、月经、生育、性欲等皆与肾精相关，因此，只有保持肾精充足才能保证身体各功能的正常。

大小便失禁，肾虚所致

从中医学的角度上说，五脏属五志，肾主恐。肾气充足者不会过度恐惧或害怕；肾气不足者容易恐惧，遇事胆怯，遇到一点小事，甚至听到不熟悉的声音，都会吓得心惊肉跳。

肾主二便，有气化之功，为大小便的掌管者，一个人突然受到惊吓或过度恐惧，气就会向下跑，肾不能固摄，气化失常，"闸门"就会失灵，全部打开，因此大小便失禁。肾气虚、肾固摄封藏失常现象不能忽视，否则时间久了，各种麻烦都会找上你，如腰膝酸软、腰痛、手足冰冷、尿不尽、小便清稀而频繁等，甚至尿失禁。

强肾固肾为养生保健之根本，肾藏精，精为身体的本钱，也是健康的基础。

固肾的方法非常简单，下面介绍一套固肾的体操。

首先要保持心态平和，让身心完全处在平静状态，身体自然站立，双足分开，和腰髋同宽，足心微微向上弓起，将自己的思想集中在涌泉穴处，感觉自己就像身经百战的古树。

之后，将一只手放在上面，另外一只手放到下面，双手重合，将掌心捂在肚脐下的气海穴上。意念从双足心沿着双腿上移，至气海穴处合二为一，汇聚为一点，将所有注意力集中在这个地方。

最后，慢慢向上提胸收腹，双膝微微向外分，屈膝半蹲，挺胸抬臀，从足心的涌泉穴处发力，蹬足伸膝收股，紧提前阴和肛门，之后用力吸气至自己能承受的极限。停留2～3秒后呼气放松，还原身心。可根据自己的感受选择操作的次数。每天傍晚5：00～7：00，肾经气血最旺盛的时候练习效果最好。

刚开始练习的时候，身体上可能会出现酸、痛、重、胀等感觉，特别是腿足，这些都是正常生理反应，坚持锻炼1周左右，上述感觉就会消失。

肾是人体的根本，肾经上的重要穴位——涌泉穴，位于足心，为人体和大地最接近处，上述锻炼方法为站立式，因此被称作"立地生根"之法，这套锻炼方法是古代宫廷中延寿固肾养生的方法。肾属水，涌泉穴为"地下水"，是肾经之源头，最能补肾，能够疏通肾精、补益肾、益寿回春、促心肾相交。可治疗女性月经不调、腰腿酸软、腰痛、小便清长等。这套锻炼方法有滋阴之功，能够协调阴阳、平衡虚实，

涌泉穴

对于肾阴虚、肾阳虚者来说，是滋补壮固的良方。

这种方法非常受女性朋友的青睐，因为它还具有减肥之功，特别适合腿部、腰腹、臀部肥胖的女性，坚持锻炼能够很好地减肥，还可以协调机体代谢，疏通身体寒湿瘀滞，降低脂肪堆积，匀称身材，展现女性的曲线美。

实际上，这种养生方法不但能够帮助人体减掉多余脂肪，还可帮助过瘦的女性长肌肉。因为此法可调理肾功能，使脏腑协调，还可疏通经络气血，从根本上解决健康问题。

不管是美容保健，还是防病治病，都应当从根本上入手，肾即为人体之根本，我们不能用自己的身体去试药，因为身体健康是不能透支的，及早补肾，及早为健康打基础。

什么是肾虚，阴虚、阳虚知多少

很多人动不动就说："我肾虚了。"可真让他们说出什么是肾虚，相信十有八九说不出来，下面详细地为大家介绍。

肾虚即为肾的精、气、阴、阳不足，为中医学所说的肾功能出现问题。我们通常所说的肾虚包括肾阴虚、肾阳虚、肾的阴阳两虚。肾虚涉及很多中医基础理论，普通人很难彻底了解其中的奥秘，因此很容易误解、混淆。

前面我们提到，肾虚即为肾的精、气、阴、阳不足，那什么是精、气、阴、阳？肾阴和肾精属于物质的，肾阳和肾气属于功能的。

一旦身体中的精、阴不足，身体的物质就会亏虚；而一旦身体中的气、阳不足，身体功能就会亏虚。三四十岁的女性，大都正处于事业的高峰、家庭生活中压力最大的阶段，将所有的注意力都集中在家庭和事业上，很难抽出时间关心自己的身体健康，性生活频繁、用脑多度、劳累过度，都会导致身体物质匮乏。还有一种情况，就是生下来的时候先天不足，父母给予孩子的物质非常少，身体的物质自然匮乏，身体物质匮乏。人就会出现头晕耳鸣、四肢乏力、腰膝酸软、记忆力下降、易衰老、脱发、牙齿松动、性欲减退等。而这些都是肾阴虚所致。

阴虚，人体的火就会旺盛，因此，阴虚患者容易"五心烦热"，"五心"就是两个手心、两个足心、一个心口。阴虚者的"五心"总出现热感，而且容易盗汗。三四十岁的女性最容易出现肾阴虚，因为处在这个阶段的女性身体消耗最大。

再来介绍一下功能性肾虚，也就是肾阳虚。比如小便清长、大便溏稀，吃什么排什么，很明显，身体将水、饭化为大小便的功能出现了问题。

阳虚则生外寒，因此，阳虚患者通常畏寒怕冷、四肢冰凉、面色苍白。

那么怎么区分肾阴虚和肾阳虚呢？

❀ 看年龄

通常情况下，中青年女性容易肾阴虚，而中老年女性容易肾阳虚。因为中青年负担重，物质消耗量大，容易出现物质匮乏，因此多阴虚；而中老年人身体的物质消耗较小，他们身体的器官逐渐衰退，出现功能性障碍，因此常表现出功能性肾虚，即肾阳虚。

❀ 看二便

阴虚女性容易小便发黄、便秘；阳虚女性的小便清长、大便溏稀。

❀ 看冷热

阴虚女性通常容易五心烦热、盗汗。阳虚女性通常畏寒怕冷、四肢冰冷。

其实，肾阴虚和肾阳虚之间有很多共同点，如肾精不足、腰膝酸软、头晕耳鸣、加速衰老等。此外，肾虚还包括肾阴阳两虚的状况，这就是阴极及阳、阳极及阴的道理。

肾虚女性会发胖，从"补肾"开始减肥

几年前的一次聚餐，我看到了曾经被全校同学追捧为"校花"的张可，聚会那年距离毕业已经有10年的时间的，当时的张可已经35岁，当年的风姿却一点都看不出来了。

再次看到张可的时候，她已经比之前胖了三四十斤，后来大家在一起闲聊，她也将内心中的烦闷诉了出来。前几年她嫁给了一个做房地产的老板，嫁过去之后过着锦衣玉食的生活，但是自从生了孩子以后，体重一路飙升，三年的时间就长了三四十斤，着实吓了她一跳。之后每天都会照顾孩子，忙里忙外，饮食量不大，可就是不知道为什么体重不降。

从中医学的角度上讲，肥胖主要为痰、湿壅滞所致，进一步说是气虚引发的。俗话说得好"血虚怕冷，气虚怕饿"。血少的人身体易冷，而气虚的人容易饥饿，刚吃过饭就会还想吃饭。下面就来教大家一个简单的适合此类肥胖女性的减肥方法：黄芪泡水法。

每次泡黄芪水的时候放入十几片黄芪就可以了，晚餐一定要吃少，可以喝些龙眼、大枣水，大枣要是炒黑的，这样就能够在一定程度上避免饥饿感的出现，而且大枣和龙眼具有补气之功。

平时还可适当吃些海虾，也可补气、补肾，将气补足之后，饭量就能够很好地被控制，饥饿感也就不会频繁出现了。将上述方法坚持实施一段时间之后，体重就会逐渐减轻。

对于我的这位同学，吃得比较少，体重却也迅速上升的女性朋友来说，很可能是血虚，平时可适当增加鳝鱼、黑米、海虾等食物的摄入，这样一来，身体的气血就会充足，气血充足，身体上的赘肉也就逐渐消失了。

在坚持饮食疗法的同时，还可配合按摩方法，以达到更好的减肥效果，具体做法为：每天早上起床后，搓手臂内侧肺经100次，要来回慢慢搓；之后搓大腿上的胃经、脾经各50次。此法可以有效促进胃肠消化、吸收功能，同时促进排便，将体内的毒素、废物排出体外。中午的时候先搓手臂内侧心经100次，也要慢慢来回、上下搓，之后搓两侧肾俞穴（双手叉腰，四指在前，拇指在后，拇指点按处）100次，中午的时候人体阳气最盛，此时为补肾、强肾的最佳时机，按摩肾俞穴就是最好的方法。每天晚上临睡前可按摩手臂外侧中间处的三焦经，来回揉搓100次，可有效缓解全身脏器疲劳，提高睡眠质量，也是非常好的补血之方。

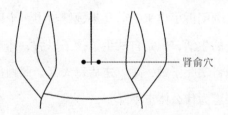

肾俞穴

那位同学按照上述方法坚持了半年多之后，真的瘦了不少，自身免疫力也增强了很多，在健康的同时恢复着原来的姿色。

女性肾虚诱因多，应以预防为主

处在30－40岁的白领女性，由于职业因素，除了会患上颈椎病、腰椎病，还可能受肾虚的威胁，年纪轻轻就腰酸腿痛、浑身无力，更让她们忧心忡忡的是不带妆出门就是一脸的憔悴相。

在前面的章节中我们也提到，肾对于女性健康来说非常重要，一定要好好养护肾。而想要养肾，首先就要了解什么情况下肾会"受伤"。

我们生活在自然环境中，经常会遭受风吹日晒、雨淋、冰霜雪、寒暑等，众多自然条件作用在我们的身体上，生命负担很重，着凉了会感冒；过热了会中暑；气候干燥，皮肤会变得粗糙；受冻时间久了手足会生冻疮。对我们的健康产生影响的因素很多，我们的祖先将其归结为风、寒、暑、湿、燥、火6个方面，并将其称作"六淫"。

六淫和季节气候、居住环境密切相关。如，春季多风、夏季暑热、秋季多燥、冬季寒冷，所居环境潮湿容易受湿邪侵袭。六淫可能会单独致病，还可能会是其中的两三种邪气一同侵入人体，如风寒感冒，即为人体同时受风邪、寒邪入侵所致。

那么，如何避免六淫伤肾呢？

应当从日常的生活细节入手，如经常运动，在换季、气候变化剧烈时注意增减衣物，合理饮食、不挑食，起居规律。虽然做到这些并不困难，但是能坚持做下去的人却寥寥无几，生活节奏的加快，时尚大潮的袭来，使得很多女性朋友的衣着"四季如夏"，夜晚比白昼活动多，零食代替正餐，这些不良习惯其实都是女性的健康杀手。

人都是有七情六欲的，在认识或同他人接触的过程中，对各种各样的事物都会产生出相应的情感，高兴或悲伤、喜爱或厌恶、愉快或忧郁、振奋或恐惧等，正常的七情变化不会对健康产生影响，也不会导致大的病变，只有当一个人过度愤怒、悲伤、忧郁的时候才会引发各种疾病。

古书中有记载：怒伤肝、喜伤心、思伤脾、忧伤肺、恐伤肾。七情失调会对肾功能产生直接影响，也会影响其他脏腑功能，之后累及到肾，引发情志失调性肾虚证。因此，从健康角度上说，生活中要尽量保持心情舒畅、情绪稳定，避免情绪失控。

一个人从出生那天开始，内脏就不断消耗着能量，因此，我们应当不断为身体补充营养物质，为生命提供所需的营养素，即为人体补充阴阳气血，以维持生命平衡。营养物质主要来源于饮食，饮食均衡、合理，不但能够维持人体生理功能的正常，还能够增强机体抗病能力，进而防治某些疾病。

饮食不节，常会引发疾病。脾胃是后天之本，气血生化之源，食物要通过脾胃进行消化，所以，饮食不节会损伤脾胃，引发脾胃升降失常，进而导致气血生化不足，肾气失充，脾肾亏虚，引发多种疾病。

饮食不节包括暴饮暴食、过量食用生冷或肥甘厚味食物、偏食等。口味过重是引发肾虚的重要原因。饮食偏咸会引发血压上升，肾中的血液不能维持正常流量会诱发肾虚。

应当从控制饮食、忌偏嗜、适寒温等方面维护脾胃。只有在脾胃的不断滋养下，先天之气才可时刻处于充盛状态，才可保持机体抵抗病邪的能力。

从事正常的体力劳动除了是生活所需，还能够很好地锻炼身体。但是，长期超负荷体力劳动，身体得不到充分休息，就会积劳成疾。过度进行体力劳动会导致体力过分消耗，进而伤及肾气，对健康不利。

上面叙述的肾虚多为肾阴虚。

劳神过度的女性，也就是用脑过度的女性，不懂劳逸结合，久而久之，就会耗伤心血和心神，并且会影响肝的疏泄和脾的运化功能，进而引发心悸、健忘、失眠多梦、头晕目眩、急躁易怒、食欲下降等。

此外，这类女性还要避免情欲过度，因为虚火妄动会损伤真阴，虽然未行房事，但仍旧会导致肾虚。中医学认为，欲望最耗损元精。看过古代医书的人会发现，很多医师治疗疾病的时候，尤其对于虚劳、消渴等慢性疾病，通常要求患者夫妻分居，甚至将一些患者集中在森林或寺庙之中，让他们与世隔绝，以减少诱惑，进而降低患者欲望，之后配合药物治疗，细心地调养身体，终得痊愈。还有一种是纵欲无度，不知节制，超过正常生理限度，大量耗损精气，引发肾虚。

过度安逸也会导致肾虚，因为过度安逸会导致脾胃呆滞、脏腑功能衰退，进而引发气血运行不畅，肾的气化功能失调。所以，慢性病患者卧床静养对肾的修复不利，很可能会导致肾萎缩；坚持适度运动利于肾功能恢复，还能够促进组织损伤修复，预防肾损伤。

乱服补药是常见的导致肾虚的诱因。很多女性朋友由于不了解肾虚，也不能分清肾虚类型，乱服补肾壮阳药物或保健品，在不经意间埋下了肾虚隐患。

实际上，很多人根本不用刻意补肾，疲劳、年龄并非补肾的标准。如果你并非肾虚，不需要服用补肾药，如果自作主张服用了补肾药，就会增加肾的排毒负担。岂不知，"是药三分毒"，补肾药物对健康人的脾胃伤害很大，不良反应也比较大。

还有些女性，尚未分清肾阴虚和肾阳虚就盲目补肾也是不对的。肾阴虚通常会表现出营养缺乏，功能亢进，阴气不足引发阳气偏亢。中医一直强调人体阴阳平衡，该补阴的时候补阳，或该补阳的时候补阴，均会破坏人体阴阳平衡，对肾产生重大伤害。所以，日常补肾，一定不要听过广告之后就自我补养，以免加重肾虚。

人难免会生病，用药不当，就会损伤正气，引发气血阴阳失衡或肾气虚损，进而出现变证或加重肾损害。有些中药，如天花粉、朱砂、木通等，还有一些西药，如氨基糖苷类、头孢类药物、造影剂等，均会产生一定的肾毒性，对于肾气不足、已经患上肾病的患者来说，会损伤肾气，进而引发或加重肾病。有些医师缺乏责任心，给患者开大剂量或长期应用的中草药，或是误用某些药物，对肾产生巨大伤害。

最后要介绍的就是扭伤、跌伤、刀伤等对内脏的损害。因为这些伤口都会损伤脉络，使血液溢出脉外，进而产生瘀血。瘀血为脏腑功能病理产物，为生命发生、发展的重要致病因素。此外，外伤还会导致情志失常，如惊恐过度，恐则气下，引发气机紊乱、肾气受损，进而导致一系列肾虚证。因此，生活中应当时刻注意，避免遭受外伤，受外伤的时候要及时就医，不能掉以轻心。

第 2 章

掌握养肾常识，
走出补肾误区

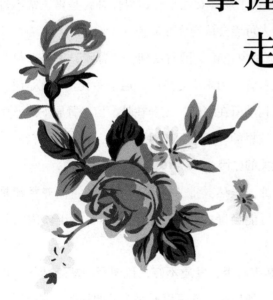

养肾与女性无关，男性才该养肾

提到补肾，很多人首先想到的就是男人，而且认为养肾和女性之间没什么关系。无论是电视广告之中，还是保健杂志里面，似乎都在强调男性需要补肾和男性补肾的重要性。

的确，在行房事的过程中，男性主动，女性主静，男性补肾是再正常不过的了。可如果说女性也要补肾，有人可能会认为你在胡说。

《黄帝内经》在《素问·六节藏象论篇》里面提到："肾者，主蛰，封藏之本，精之处也，其华在发，其充在骨，为阴中之少阴，通于冬气。"就是说，肾主蛰伏，为封藏精气之根本，是精的所在之处，充养在骨，由于肾居下焦，属阴，因而主藏精。还要提醒一点，这里的"精"并非男性精液，而是人体精气。这也是女性朋友认为养肾和自己无关的原因之一。

实际上，女性也是需要养肾的，虽然并非人人都需要补肾，但养肾却是每个人所必需的。有的女性朋友可能会疑惑，肾为先天之本，藏于体内，如何来养？

我们可以从头发来辨别肾的健康与否，发质不好，说明肾中缺乏精气。正是因为头发和肾之间有着密切关系，所以我们便可以通过头发的外在反应决定该不该补肾。

女性最关心的就是"面子"问题，与其花费成百上千的资金在化妆品上，不如先养好自己的肾，毕竟"面子"上的问题还需以身体健康作为基础。女性肾气虚弱，不但身体健康会受损，就连外在妆容也会受损，整日"遮瑕粉""粉底"铺得厚厚的也不是办法，只会让毛孔更加堵塞，久而久之，肌肤问题会更明显。如果肌肤问题是肾虚所致，那么自己所做的一切"补妆"工作都是白费的，还不如及早从根本解决问题，让肌肤、发质长久地保持最佳状态。

肾虚就壮阳，大错特错

有些女性在出现肾虚之后，就急着根据广告中的宣传开始壮阳。实际上，补肾分滋阴和壮阳两方面，滋阴指的是滋养阴液，壮阳指的是温肾补阳。从这里我们也能看出，补肾包含壮阳，而壮阳却不一定可以补肾。

正是如此，中医学将肾虚分成肾阴虚、肾阳虚两种。《景岳全书》之中这样总结过："医道虽繁而可以一言以蔽之者曰：阴阳而已。"为什么严冬时我们要喝姜汤暖身，可能有的人认为这是个常识性问题，实际上这遵循的是"天经地义"的道理。所谓制约，即对立双方能够相互牵制、束缚对方，如春夏湿热占上风，说明阴冷被压制，而白天的光明被晚上黑暗牵制。阴阳也会互相牵制，时刻处于变化之中。阴阳在变化过程中达到动态平衡，这种动态平衡是相抵的。如，白天阳盛，人体生理功能以兴奋为主；夜间阴盛，机体生理功能逐渐从抑制转到兴奋，也就是阴消阳长；从中午到子夜，阳气逐渐衰弱，人体生理功能从兴奋转为抑制，即阳消阴长。

中医学认为，肾气分成阴阳两种，原本阴阳两气平衡，但会因环境、自身压力等因素使得阴阳之气失去平衡，进而损伤肾阴气，吞并肾阳气，导致身体阴阳不平衡，进而出现肾阳虚；有些人肾阳气势强，打败肾阴气，人体便出现肾阴虚。虽然皆为肾虚，但重点相异，因此调理方式也不同。

俗话说得好："冰冻三尺非一日之寒。"养肾也是如此，不能图快，应当注重温养和进补，靠平时生活的点滴积累，如，冬季可增加滋阴壮阳食物的摄入，如羊肉和鸭肉等。提醒"要风度不要温度"的时尚女性，尽量避免穿低腰裤等。

盲目求快补肾，只会加重精气神亏虚，得不偿失。

年轻人身体素质好，不会患肾病

我的一位朋友，刚30岁出头，前段时间突然头晕、血压上升，自行服用降压药后症状缓解，也就没当回事儿。

可就在前几天，突然出现了视物模糊、剧烈头痛，而且伴随着下肢水肿、恶心呕吐，去医院测血压，发现血压已经高达210/120毫米汞柱，做了进一步检查之后，发现是肾性高血压。

现在，有很多像我这位朋友一样的白领女性，认为自己年纪轻，可以承受生活和工作上的种种压力，一天到晚忙着应酬，经常熬夜加班，甚至通宵达旦。虽然会觉得疲惫，但一想到自己才三十几岁，也就不怎么当回事了。等到抽出时间，到医院体检的时候，才发现健康出了问题。

很多女性朋友常把"年轻就是资本"这句话挂在嘴边，经常熬夜，喜欢吃高蛋白、高脂肪、高热量食物，进而引发营养过剩。现代女性也不会像过去那样"大门不出，二门不迈"，喝酒者占一半以上，尤其是炎热的夏季，喜欢喝冰镇啤酒的女士更是不在少数，啤酒配烧烤是她们的最爱，而这种饮食方法容易导致痛风性肾病。

因此，提醒女性朋友们，千万不能因为自己年轻而忽视肾的求救信号，一旦出现高血压、尿频、尿急、尿痛、血尿、下肢水肿、夜尿增多、腰酸腿痛等症状时，应当及时到医院检查是否为肾病所致。

减肥药方、偏方，女性应慎服

职业女性由于过度紧张、疲劳等，所承受的压力大、身心劳累，并且，女性自身免疫力相对男性较低，存在易感因素。很多爱美女性为了窈窕的身材盲目减肥，经常乱吃减肥药，对肾产生较大的危害。女性特殊的生理结构、心理特点，使得女性更容易患肾病，尤其是肾盂肾炎、狼疮性肾炎等。

我有个朋友是个典型的爱美女性，什么美白、瘦身的节目都落不下她，可就在她31岁那年，却因减肥而后悔到现在。

在她31岁的那年，偶然的一次体检，尿常规检查结果显示有血尿，并且还有2个加号的蛋白，她当时吓得眼泪都流了出来。

之后朋友到肾内科就诊，做了24小时尿定量测定、B超等检查。几天之后查出这样的结果：清晨时尿检正常，但是下午和晚上尿液中会出现较多蛋白、红细胞。而且她的B超结果显示：左肾静脉压迫。

之后医师开始询问她的病史，原来，从去年开始，朋友迷上了减肥计划，不断追求着"骨感美"，硬是将自己的体重从55千克短时间内减到了45千克，结果引发了肾病变。

医师告诉朋友，胡桃夹现象（左肾静脉压迫综合征）多出现在处于生长发育过程的儿童和青春期少年，是由于左肾静脉在汇入下腔静脉过程中穿过腹主动脉和肠系膜上动脉形成的夹角处狭窄受到挤压引发的，可能由于过度减肥让朋友的身形出现骤变，引发肠系膜上动脉和主动脉夹角处脂肪消耗，因此，这种本来高发在青少年身上的病就出现在成年人身上了。医师给朋友开了药方，并且嘱咐她要适当增肥。

现在有很多因减肥不当而发生肾病的女性。过度减肥会导致脂肪变少，引发脏器下垂，如胃下垂、子宫下垂等，更易发生肾下垂。我们的脏器要依靠脂肪包膜来固定，若人身体过瘦，器官周围脂肪薄，肾更易下垂。肾下垂会导致腰背不适，甚至血尿、肾积水、肾结石等。

知道吗，美白不当，也会得肾病

我认识一位40岁的成功女士，为什么说她成功呢？因为她为自己打出了一片天下，从30岁开始自己在外闯荡，直到最后有了自己的公司，自己当上了老板。可能是事业上的压力太大，要不然就是生孩子的缘故，到了40岁时，她的脸上长出了很多难看的黑斑，之后在朋友的介绍下到一家美容院定期祛斑、美白护肤。

一年之后，在一次体检中，竟然检查出了尿蛋白，之后复查，被诊断为肾病综合征。仔细询问之后，得知她一直在美容院做美白护理，后经过有关部门验尿，发现她尿液中的汞超标，确诊为金属中毒引发的肾病综合征。

医师说，由于汞中毒导致的肾病，患者应当先脱离有毒物品或环境，之后使用排汞药，再配合常见肾炎、肾病疗法才可见效。化妆品中的很多化学成分都会引发肾炎，尤其是化学成分超标的化妆品，危害更大。美白祛斑的化妆品效果显著者大都添加了汞，但汞对人体的危害很大，能够渗入人体，引发脏器病变。

世界上很多地方由于金属中毒引发肾损害的案例越来越多，特别是汞等重金属，会渗入血液之中，引发肾中毒。汞引发的肾损害可分成急性和慢性两种，人体短时间吸入大量汞，会引发急性肾小管损害、急性肾衰竭、急性间质性肾炎。若为慢性中毒，会引发慢性间质肾炎、慢性肾小球肾炎，即肾病综合征。

不良的生活方式会导致肾病，有专家指出，通过检查尿常规等方法可以检测肾疾病。并且，提醒女性朋友们平时要注意观察自己身体发生的变化，留意微小征兆，可能会观察到肾出现的微小变化。如清晨起床突然发现眼睑和面部水肿、小便泡沫多、尿色深或洗肉水样、夜尿增多、血压上升、腿软乏力、腰痛、口气有尿臊味、皮肤瘙痒等，皆可能是肾疾病发出的信号。

多吃蛋白质，都是好处吗

很多人都认为，多吃蛋白质对身体有好处，其实，这些人忽视了"物极必反"这一不变真理，再好的东西，如果过了量，对身体健康都是不利的。有一种减肥方法叫作"南沙滩"减肥，这种减肥方法共分成3个阶段。

第一阶段，共2周，2周内可减3～5千克，可吃些猪肉、鸡肉、奶酪、坚果等，但绝不可以吃面包、米、水果、糖果、冰激凌、糖类、乙醇类等。每天吃三餐和3次点心。也就是说，尽量不吃糖类，可用高蛋白质食物来代替。

第二阶段，就是所有食物都能吃，但应控制第一阶段不能吃的食物的摄入，每天吃三餐和3次点心。

第三阶段，减至理想体重时，可正常进食，体重反弹的话，还要从第一阶段做起。

研究表明，成年人每天需要蛋白质的量为每千克体重0.8～1.0克，此剂量对于多数成年人来说能够满足机体需求。但是上面介绍的用蛋白质长期代替糖类的减肥方法使得人体长期处在"高蛋白负荷"状态，这种状态对身体的伤害比较大。

首先，过量补充蛋白质对身体是没有好处的，因为氨基酸和脂肪不同，不会在机体内储备，过量摄入蛋白质会通过肾从尿液排出，不能起到营养作用。而且，没有糖类摄入，机体的能量供应只能依靠蛋白质，使得蛋白质被迫转化为能量，不能发挥出其应有作用，可以说是蛋白质资源的浪费。

其次，过量摄入蛋白质会对身体健康产生诸多危害，如，长期大量摄入蛋白质会加重肾负担，导致肾长期处在超负荷状态，还可能因此加速肾老化，造成肾损害。摄入过量蛋白质还会促进钙从骨质里溶解，加速钙流失。研究表明，每增加1克蛋白质摄入，就会使得1.75毫克钙通过尿液流失。久而久之，会加重骨质疏松发生危险，对肥胖患者来说更为不利。

最后，大量摄入蛋白质，却长期不摄入水果等含糖类较高的食物，会使得水溶性维生素、部分微量元素、膳食纤维缺乏，使得人体中高水平蛋白质发挥不出其应有作用。不但如此，还会影响脂肪、糖类代谢，进而影响整体能量代谢，也是不利于减肥的。

所以，对于盲目追求新式减肥的人来说，坚持低热量均衡饮食的原则才是根本，控制能量摄入的同时保证维生素、矿物质、膳食纤维的摄入，维持相对饮食平衡状态，还应配合适当的有氧运动，规范自己的生活方式，在减肥的同时保证身体健康。

第 3 章

五脏与养肾，
五脏通达则肾安康

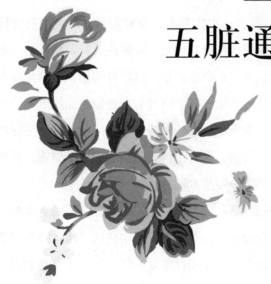

肝肾同源，肝好，肾就好

《黄帝内经》中有"肝肾同源"之说，意思就是说，肝肾结构、功能虽然有差异，但起源相同，都源于精血。《素问·阴阳应象大论》里面提到："肾生骨髓，髓生肝。"由此我们也能看出，在先天，肝肾共同起源于生殖之精；在后天，肝肾共同受肾所藏的先后天之精的濡养。

中医学认为，肝属乙木，肾属癸水，水能生木，肝肾相关，因此说肝肾同源，也叫乙癸同源。肝肾同源主要表现在精血互化上，肝藏血、肾藏精，精和血相互滋生。肾精充足，肝血就能得到滋养；肝血充足，血即可化精，肾精才得充盈。就是说，血的化生要依赖肾中精气气化，肾中精气充盈要依靠血的滋养，因此有"精血同源"之说。在我们的一生当中，肝的损耗最大，因此，一定要保护好肝。而肝所需的营养主要依靠肾的供给，因此，想要保持我们肝的健康，首先要做的就是保持肾功能的正常，即保持肾经气血畅通。

我们可以将肝肾比喻成两块弧形木版，将它们对在一起就成了一个木桶，木桶的盛水量取决于肝肾这两块木板的高低，单独加高其中任何一块木板都不能增加水桶的盛水量。这就是为什么很多人想要通过年复一年、日复一日地吃大量补肾食物补肾却只能增加胃肠负担，而不能真正地增强肾功能了。

所以，若从"肝肾同源"角度上说，肝肾同补才可让肝肾同时受滋养，进而保持在平衡状态下。

并且，中医学认为，人老肾先衰，肾衰则累及肝。主要是由于肾水与肝木是同源和母子的关系，两者共生互养，充盈在脏腑，就是说，肝肾之间同盛或同衰，因此，肝肾的衰老过程即为人体脏腑衰老的开始，具体过程为：肾衰——肝衰——心衰——脾衰——肺衰——肾衰……的循环。所以，想要延缓衰老，应当从改善脏腑健康入手，脏腑健康的根本为肝肾健康，因此，肝肾同补为延缓衰老之根本。

日常养生也应当从补肾养肝入手，而补肾养肝应当从全身系统入手，之后肝肾同补，以达到身体健康、延缓衰老的目的。

肝气郁结，按摩太冲郁可消

肝气郁结是中医学上常见的名词。我们的肝具有疏泄之功，喜舒畅、恶抑郁，一旦肝失疏泄或情绪抑郁，都可能导致肝气郁结，主要表现为胁痛、胸闷、脘胀、嗳气、月经不调等。

肝失疏泄，气机瘀滞多由于情志抑郁或突然受到精神刺激、其他病邪侵扰所致。肝失疏泄、气机郁结，那么情志抑郁；久郁不解，就会失去柔顺舒畅，因此急躁易怒。气郁生痰、痰随气升，积聚于咽就会出现梅核气，积聚于颈项即为瘿瘤，气病及血，气滞血瘀，冲任不调，因此引发月经不调或经行腹痛。气聚血结，久而久之则成为癥瘕积聚。治疗的时候以疏肝解郁、理气化痰、活血软坚之法为主。

现代人的生活、工作压力大，时常紧张，多数人经常会觉得两胁隐隐作痛、抑郁、胸闷，总是想长出气，女性经常表现出月经不调。这些就是肝气郁结的典型症状。

一旦我们的身体出现肝气郁结症状，应当及时疏肝理气，调节肝的疏泄功能。首先要选择的就是太冲穴，之后加上肾俞穴补肾，这正好和"肝肾同源"之说有着异曲同工之妙。

太冲穴为肝经之原穴，也是肝经上的重要穴位，能够治疗各种肝病。太冲

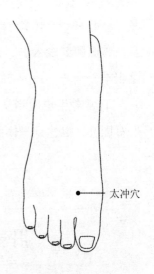

太冲穴

穴还可降血压、平肝清热、清利头目，与中药菊花功效相似，并且能够调节女性月经。经常刺激太冲穴能够疏肝解郁，还能够让偏旺的肝火下降。

太冲穴位于足背上第1、2足趾缝向上2指宽处，两个骨头之间，按下去会出现酸胀或胀痛感。刺激太冲穴的最佳时间为春季。这是因为五行之中，肝属木，木与春季相对，春季为万物生发之季节，肝木之气上升，此时经常按揉两侧太冲穴，就能够泻肝火，有效预防脑血管疾病。当然了，在其他季节按揉太冲穴也是非常好的。

具体做法为：每天晚上9：00～11：00为肝经经气运行的旺盛时辰，每天在此时用热水泡足，之后按揉太冲穴，每个穴位按摩5分钟，直到出现酸胀或胀痛感。按揉的时候右足沿顺时针方向，而左足沿着逆时针方向，坚持一段时间之后，肝气郁结症状便会逐渐消失。

出现肝气郁结的时候应适当增加清淡食物的摄入，尽量少吃肥腻、煎炸食物。平时可吃些酸味食物补肝，如山楂；或是喝些菊花茶，因为菊花可降肝火、疏肝解郁。

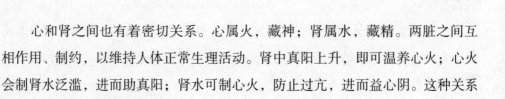

心肾相交，心好，抗衰延寿

心和肾之间也有着密切关系。心属火，藏神；肾属水，藏精。两脏之间互相作用、制约，以维持人体正常生理活动。肾中真阳上升，即可温养心火；心火会制肾水泛滥，进而助真阳；肾水可制心火，防止过亢，进而益心阴。这种关系就叫心肾相交，也叫水火相济。

心肾之间的阴阳、水火、气血、津液都气化相交，进而维持人体生命活动的动态平衡。所以，日常生活中，要注意让心肾相交，这样才可以保持心肾功能协调、平衡。

一旦肾阴亏虚，或心火炽盛，肾水与心火就会不再平衡，不能相济，产生心烦、失眠等心火炽盛之症，临床上将其称作心肾不交。

那么如何才能让心肾相交，养好心肾，延缓衰老呢？

❀ 养心之道，子时入眠，午时小睡

子时就是夜里11：00到第2天凌晨1：00这段时间，是一天之中最黑暗的时候，此时人体阴气最盛，阳气刚刚升起，力量非常弱。因此这个时候人要睡觉，并且睡眠质量最高，睡眠充足，人体阳气才能够顺利生发，若不睡觉，继续玩耍、工作、学习，阳气的生发就会受阻，影响次日的精神状态。

中医学认为，通常情况下，肾水心火相济。一旦心肾阴阳失调，便会导致水火不济，进而导致心肾不交，出现失眠。子时失眠，肾水就会亏虚，心和肾相连，这样一来，火就会旺盛，进而伤神。如果睡觉的时候思绪不断，辗转反侧，就会睡不踏实，耗费心神。

午时，也就是上午11：00到下午1：00，心经当令，此时为上下午更替、阳气和阴气的转换点。这个时候的养生重点为养阴，所以最好不要干扰这个阴阳交界的过程，此时可静坐、闭目养神，以增强心气。

古人非常重视午时练功，进而达到心肾相交的目的。现代人大都懒惰，不愿意运动，午睡即为让心肾相交的方法。午时，即使没有地方躺下来睡上一觉，也应当静静地坐上十几分钟，尽量闭上眼睛休息一会儿，养养精神，对健康有利。

❀ 搓手、足心，心肾相交的养生之法

在我们的足底，有个穴位，叫作涌泉穴，位于足底前1/3的地方，屈趾时凹陷处。我们的手上有个穴位叫劳宫穴，它是心包经上的穴位，代表着心，中指指尖处即为心包经的井穴。我们的手轻轻半握拳时，中指指尖井穴指的手掌部位

即为劳宫穴。平时可以平稳地坐在一个地方，然后左右手交叉，之后用掌心搓足心，或用手心拍打足心，对于肾发挥收藏功能是非常好的，可以将气向下引，将上面的虚火拽下来，这样，气就能够顺利流通，疾病也会痊愈。

搓手、足心的方法利于人体气机的畅通，气机畅通了，经脉才能畅通，疾病就会得到改善，而且这种方法有助于改善睡眠，也非常适合高血压患者。

具体做法：每天晚上睡觉以前先用温水泡足，之后将双手手心搓热，用左手手心按摩右足足心，用右手手心按摩左足足心，以双足出现热感为度。

肺肾相生，二脏安好，身体安康

肺属金，肾属水，而金生水，所以，肺肾之间关系为金水相生，也叫肺肾相生。肺是水上之源，肾主水；肺主呼吸，肾主纳气。因此，肺和肾之间的关系主要表现在水液代谢、呼吸运动两方面。

❀ 呼吸方面

肺司呼吸，肾主纳气。人虽然靠肺呼吸，但需肾的纳气之功协助，肾气充盈，吸进去的气才可经过肺之肃降，下纳于肾。肺与肾配合，共同完成整个呼吸生理活动，因此有"肺为气之主，肾为气之根"之说。

❀ 水液代谢方面

肺是水之上源，肾主水，在水液代谢过程中，肺和肾之间是标本关系。肺主行水，通调水道，水液通过肺来宣发、肃降，才可让精微津液散布至全身的组织器官，浊液下归至肾，进而输入膀胱。因此，小便虽然自膀胱排出，而肺为水之上源。

肾主水，有气化、升降水液之功，还主开阖。下归至肾之水液，经肾气化，让清者升腾，经三焦回流体内；浊者变为尿液，输入膀胱，经尿道排出。肺和肾关系密切，一同参与水液代谢。但两者在调节水液代谢过程中，肾主水液功能居于首位。因此有"其本在肾，其标在肺"之说。

 阴液方面

肺和肾之间的阴液相互滋生。肺属金，肾属水，金能生水，肺阴充足，就能够顺利输送肾精，充盈肾阴，保证肾功能旺盛。水可以润金，肾阴是阴液的根本，肾阴充足，即可上润于肺，以确保肺气清宁，宣降正常。

看过《红楼梦》的人都知道，林黛玉经常会咳嗽，尤其在春分和秋分的时候，咳嗽得更厉害。从中医学角度上说，春天阳气旺盛，秋天气候干燥，燥容易伤肺阴，阳盛会导致阴伤。从这儿我们即可推断，林黛玉所患的是气阴两虚型咳嗽。因此，林黛玉在每年的春分和立秋之前都会服用养阴益气药物，进而减轻、避免发病。

之后，林黛玉痰中带血，有时会咯血，身体逐渐消瘦，从这里我们可推断，林黛玉的病情已从肺发展至肾了。她肺肾皆虚，而且经常思虑过度，导致阴血耗伤，加速她生命的终结。

脾肾相济，二脏和谐，百病不侵

古语有云："脾为五脏之母，肾为一身之根。"从这句话中我们也能看出脾肾之间的关系，以及脾肾对于人体生命活动来说有多重要。

肾是先天之本，主藏精，以供后天生命活动所需，而脾是后天之本，运化五谷，产生精华，为生命活动提供动力。

生命的持续和气血精液的生化都要依赖脾胃运化功能。而脾胃运化功能要借助肾中阳气来温煦、推动，肾中精气需要脾胃运化水谷精微之气，不断地为人体补充精气才可保证人体生命活动所需。从日常养生的角度上说，脾、肾正常运转为保持正气充足、生命力旺盛之根本。脾肾不足是疾病、衰老的根本，生病了，脾肾就会变虚，而脾肾变虚会导致衰老。

脾和肾在病理上互相影响，一旦肾阳不足，脾阳就不能被温煦，导致脾阳不振或脾阳久虚，进而使肾阳受损，导致肾阳虚，最终引发脾肾阳虚。临床常见的脾肾阳虚证为消化功能失调、水液代谢紊乱。

李东垣、罗谦甫都用补脾来立论，主张"补肾不若补脾"，而许叔微、严用和主张温肾，认为"补脾不若补肾"。后天对人体健康起决定性作用，但先天也是重要因素，所以首先要分清轻重，或温补肾阳，兼补脾阳；或温运脾阳，兼补肾阳，辨证施治。

日常养生应当将温补脾肾放在首位。温补最好的方法为灸法，能够壮人体阳气，补益人体真阴。

在人体的众多穴位里面，中脘穴（位于上腹部，前正中线上，肚脐中上4寸处）、关元穴（位于下腹部前正中线上，肚脐中下3寸处）、命门穴（位于后背两肾间，第2腰椎棘突下凹陷处）、足三里穴（位于小腿前外侧上部，犊鼻穴下3寸，距离胫骨前缘1横指的地方）都是温补脾肾之要穴。

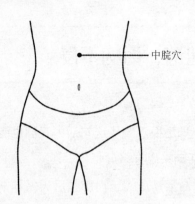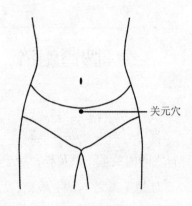

中脘穴

关元穴

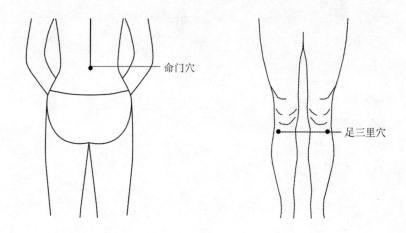

其中，中脘穴是健脾和胃、补中益气的重要穴位；关元穴能够培元固本、补益下焦；命门穴有非常好的补肾壮阳之功；足三里穴具有扶正培元、调理阴阳、健脾和胃、通经活络的功效。

经常艾灸这4个穴位，能够补益肾气、健脾和胃、促进脾肾运化。身体正气得到扶养，正气不绝，肾水充足，脾土肥沃。水盈、土沃、气足，则五脏六腑、四肢百骸都能够得到润养，增进身体健康，进而延寿。

第 4 章

食物与养肾，女性养肾、补肾从"食"而入

黑豆芝麻薏米浆，女性的"性"福饮品

对于结了婚的女性来说，如何拴住老公的心是她们每天都会思虑的事情，每天都在做着各种美容、保养、节食减肥。

我们都知道，女性的美丽和健康与气血息息相关，气血主要来源于五谷杂粮，之后通过胃消化，小肠进一步消化后上输至脾，化生为气血，脾将气输送至肺，将血输送至心，心肺合力将气血输送至全身，滋养身体。过度节食会使得胃缺乏五谷杂粮来源，化生气血首要环节受阻，那么后面的环节就会跟着受阻。

每天过度节食，缺少了脾化生气血的来源，脾长时间得不到很好的工作，其功能就会越来越差。

之后我们说肾，肾藏精，若长时间过度节食，身体缺乏气血来源，肾精只消耗而不补充，时间一久，肾就会扛不住，这样便会出现脾肾两虚。

女性朋友平时喝些黑豆芝麻薏米浆是非常好的，可以在补脾肾的同时减肥、美肤，改善性冷淡、怕冷、大小便失常、眼袋水肿等。

方法：取黑豆、黑芝麻、薏米各适量放到水中浸泡，等到第2天中午11：00脾经当令的时候或者下午5：00肾经当令的时候将其放到豆浆机里面，榨成热豆浆喝掉就可以了。

我的一个朋友就按照这种方法，坚持喝了1个月的黑豆芝麻薏米浆后，不但扰人烦的症状消失了，性快感、高潮又回来了。我这个朋友是个典型的爱美女性，很担心这样补下去会发胖，我告诉她，脾肾健运，经络气血运行就会畅通，才可帮人体清除体内垃圾，减少脂肪、赘肉。因此，喝黑豆芝麻薏米浆是不会长胖的，还有一定的减肥之功。

黑豆芝麻薏米浆里面的黑豆色黑，可入肾经，在五行之中属水，可补肝血，益肾精，提升智力。《本草纲目》里面有这样的记载："黑豆，疗男女阴肿，治肾病，利水下气，活血，解诸毒。"《本草纲目拾遗》里面说黑豆："服之能益精补髓，壮力润肌，发白厚黑，久则转老为少，终其身无病。"从这里我们也能看出，黑豆有补肾精、壮脑髓、强身体、延年益寿之功。

黑芝麻可补益肝肾，健脑益智，延年益寿，虽然黑芝麻里面油脂含量高，但多为不饱和脂肪酸，不会令人发胖，还可润肠通便，促进排便。

而且，此浆里面的薏米，是健脾强身的佳品，薏米也叫薏苡仁，在五行之中属土，可健脾，祛除体内的水湿之气，还可清肺热，治疗便秘之症，改善水肿型肥胖，祛除眼袋、黑眼圈，还可美白肌肤，延缓衰老。

各种花茶，改善女性盆腔问题

附件、盆腔对于女性朋友来说非常重要，关乎着女性一生的幸福，但是它们生性脆弱，稍不注意，就会出现炎症，导致女人小腹隐痛，白带、月经异常，不孕不育，甚至宫外孕等。

我有个朋友，一天到晚忙于工作；回家之后还要照顾老人和孩子，怀孕不久就到医院做了人工流产手术，她以为自己刚30岁出头，身体健康得很，不会有什么问题，也就没真没当回事，回家之后没有采取正确的方法进行保养，之后，小腹两侧和腰部经常隐痛，经常觉得疲倦乏力、精神萎靡；白带量增多、黏稠，且发黄，经量增多、颜色黯红，经期腹部有坠痛感。

开始她只是认为自己是劳累过度所致，买了些抗疲劳药物来吃，却没有见效，而且症状有恶化趋势，到医院做妇科检查，发现为慢性盆腔炎。

医师让她留院输液，可她忙于工作和家庭，根本抽不出时间来，之后她找到我，问我有没有什么简单有效的方法。

我想了想，给她出了个主意，告诉她每天喝五行三花养宫茶，胞宫的气血畅通了，炎症即可消失。

朋友按照我教给她的方法，每天取玫瑰花、月季花、牡丹花各10朵，放到茶杯里面，用沸水冲泡。注意，最好选择有盖儿的杯子，而且最好能随身携带，这样就能够随时续水。而且我告诉她，除了喝三花养宫茶外，还应用五行养生油搓八髎穴。

10天之后，白带显著减少，可仍然伴随着腰痛、小腹痛，继续治疗一个半月，症状就基本消失了，继续调养1个月，症状便彻底消失。

由于我的这个朋友是办公室一族，每天上班的时候坐在电脑前七八个小时一动不动，长期不运动，使得盆腔静脉回流受阻，进而出现瘀血，容易引发盆腔炎、附件炎。下面就来为女性朋友们介绍几种花茶。

❀ 玫瑰花

玫瑰花入肝脾经，在五行之中属土，可疏通肝气，让人心情愉快，让女性的肌肤更加白皙透红。玫瑰花茶有活血散瘀、调理月经，调养子宫、卵巢、盆腔、附件等的功效。

❀ 月季花

月季花可入肝经，在五行之中属土，能够治疗月经不调、经期腹痛、血瘀肿痛，子宫、卵巢、盆腔、附件等方面的疾病，还可通便排毒。《本草纲目》中说其可"活血消肿，敷毒。"

❀ 牡丹花

牡丹花能够入肝脾经，五行之中属木土。《本草纲目》中说其可："安五脏，除瘀血，女子经脉不通，血沥腰痛。和血生血凉血，治血中伏火，除烦热。"此茶稍微有些苦，喝时可调入适量蜂蜜。提醒女性朋友，不能等到疾病发展成慢性病时才想到治疗，平时应以保养为主，每天喝五行三花养宫茶、搓八髎穴，这样才能更健康。

中医养肾，"乌黑"食物为首

中医学有不同颜色食物归属人体不同脏器之说：红色入心，青色入肝，黄色入脾，白色入肺，黑色入肾。不同颜色的食物和人体的"五脏"一一相对，相互滋生。因此，我们平时可以根据颜色来选择饮食。

就拿补肾养肾来说，黑色食物能够滋养、呵护肾，黑色富含微量元素、维生素，黑色食物的典型代表包括：黑芝麻、黑木耳、黑豆、黑米、黑枣。下面就来分别介绍一下这几种常见的、典型的黑色食物。

❀ 黑芝麻

黑芝麻味甘、性平，可入肝经、肾经、大肠经，具有非常好的补肝肾、益精血、润肠燥之功。对由于肝肾精血不足导致的晕眩、白发、脱发、记忆力下降、腰膝酸软、肠燥便秘都有非常好的食疗保健之功。黑芝麻曾经被称作"仙药"，坚持服用可延缓衰老。《本草纲目》中说其："服至百日，能除一切痼疾。"

对于处在三四十岁的女性来说，出现眼睛昏花，很可能为肝肾不足、肾精亏虚所致。如果此时吃些炒熟的黑芝麻就能够推迟、控制眼睛昏花。具体吃法：将黑芝麻炒熟之后研磨成粉末，每天早晨起床、晚上睡觉前30分钟分别吃上1汤匙，每次吃20克左右。

黑芝麻可补虚羸、填脑髓，因此，必须选择籽粒饱满的芝麻。可以将买来的芝麻放到水中淘洗，不能浮上来的芝麻都是饱满的，而浮上来的芝麻都是变质、生虫、籽粒不饱满的，不宜选择。

❀ 黑木耳

黑木耳营养丰富，并且还是珍贵的药材。黑木耳性甘平，主治益气不饥等，具有非常好的清肺益气、活血益胃、润燥滋补、强身之功。非常适合崩中漏下、痔出血、久病体虚患者服食。

常吃黑木耳能够抑制血小板凝集，降低血液胆固醇含量，进而防治冠心病、动脉血管硬化、心脑血管疾病，而且还有一定的抗癌之功。黑木耳中富含胶质，能够将残留在消化系统中的灰尘吸附、聚集，之后排出体外，具有清涤肠胃之功，既能够作为菜肴，还可以作为药材治疗多种疾病，可谓药食效果俱佳。

但是要提醒大家，选购黑木耳的时候，应当挑选朵大、体轻、色黑、没有僵块卷耳、散发出清香气味、没有混杂物的干黑木耳。或是取少许黑木耳放入口中嚼一下，味道清香就是好的黑木耳，有涩味，可能用明矾泡过；有甜味，可能用饴糖水拌过；有碱味，可能用碱水泡过。无论添加了哪种物质，对身体健康都会产生危害，所以，应当慎重挑选木耳。

❀ 黑米

黑米为药食兼备的大米，质量很好，具有开胃益中、滑涩补精、健脾暖肝、舒筋活血之功，对于少年白发、产后身体虚弱、病后体虚、贫血、肾虚等都有非常好的补养之功，长期食用可延年益寿。所以，人们将黑米称作"药米""长寿米"。黑米非常适合孕妇、产妇等补血，也叫"月米""补血米"等，在古代将其视为养生之品，供帝王专用，因此被称作"贡米"。

黑米非常适合熬粥，因为熬粥的时候能够让它迅速变软，最好先将其放到水中浸泡，充分吸收水分，煮起来更容易熟。为了避免黑米里面的色素溶在水中，浸泡以前可以先用冷水淘洗黑米，不要揉搓；泡米水应当和米同煮，这样才可充分保存米中的营养成分。通常情况下，黑粳米、黑糯米的口感最好。黑籼米的口感要差些，可以配些糯米增加粥的黏稠度。

黑米粥如果不煮烂，里面的营养素就不能充分溶解出来，而且食用过后容易导致急性肠胃炎，消化功能较弱的孩子更应当慎重食用。病后消化功能较弱的人也是不宜食用黑米的。

🌸 黑豆

黑豆被誉为肾之谷，味甘性平，不但形状和肾相似，并且具有补肾强身、活血利水、解毒、润肤之功，非常适合肾虚患者食用。黑豆中富含核黄素、黑色素，能够很好地抵抗衰老、增强活力、美容养颜。黑豆虽然具有很多养生保健之功，但不宜生食，特别是胃肠功能不好的人，食用未熟透的黑豆容易胀气。

🌸 黑枣

黑枣性温味甘，具有平胃健脾、益气生津、养心安神、补血助阴之功。补肝肾的药物，如滋阴降火汤、产后芎归调血饮、保胎丸、四神丸，均宜为佐使，由于黑枣性味甘温，具有扶脾养胃之功，所以，冬季时经常喝些黑枣水能够改善由于经血过多导致的贫血引发的一系列症状，如面色苍白、手足冰凉等。

此外，肾功能不好的女性朋友还可常吃核桃、松子、板栗等坚果，以及黑葡萄、海带、紫菜、乌鸡等，将黑木耳同香菇配合食用，或是炖肉的时候放入适量板栗，均为补肾之佳肴。冬季时手足冰冷的女性可适当增加黑色食物的摄入，能够促进血液循环、调理胃肠、改善怕冷状况。

豆浆，女性的补肾佳品

豆浆是我们非常熟悉的早餐饮品，它是大豆泡水之后磨碎、过滤、煮沸而成的。豆浆中营养丰富，易于消化吸收，是防治高血压、高血脂、动脉硬化、缺铁性贫血等症的佳品。

在中国，无论老少，都非常喜欢喝豆浆。春秋季节饮豆浆，能够滋阴润燥、调和阴阳；夏季饮用豆浆，能够消热防暑、生津解渴；冬季饮用豆浆，能够祛寒暖胃、滋养进补。

《本草纲目》中有这样的记载，豆浆性平味甘，可利水下气、制诸风热、解诸毒。常喝豆浆能够预防骨质疏松、便秘。对于年轻女性来说，常喝豆浆能够减少面部青春痘、暗疮等，增加皮肤的白皙润泽。贫血的女性常喝豆浆能够增强体质，提高身体抗病能力。女性每天喝上1杯豆浆，能够调节内分泌系统，减轻、改善更年期症状，同时延缓衰老。

豆浆最好喝原味的，如果觉得原味豆浆实在难喝，可以适量添加糖或蜂蜜。

煮豆浆也是有学问的，有的人喝完豆浆后会觉得胃里不舒服，或拉肚子，主要是豆浆尚未煮透所致。豆浆里面富含胰蛋白酶、皂角毒素，会刺激胃肠道，进而引发恶心、呕吐、腹泻等。通常情况下，将豆浆熬煮至80℃的时候会出现假沸现象。此时很多人误认为豆浆熟透了，实际上还要继续煮上四五分钟才可以将豆浆中的有害物质充分消灭。

此外，胃炎、肾衰竭患者应当秉承低蛋白饮食的原则，豆类及其制品中富含蛋白质，而蛋白质的代谢产物会加重肾负担，所以要禁食。豆类里面的草酸盐能够同肾里面的钙结合在一起，进而形成结石，会加重肾结石，因此肾结石患者不宜喝豆浆。

下面就来为女性朋友推荐几款特色豆浆。

❀ 大枣枸杞豆浆

【材料】黄豆，大枣，枸杞子，糖。

【做法】

1.将黄豆放到清水中浸泡6～16小时；大枣清洗干净后去核；枸杞子清洗干净后备用；

2.将泡好的黄豆、大枣、枸杞子一同放到豆浆机中，倒入适量清水，打碎煮熟，之后用豆浆滤网过滤之后即可。

【功效】补虚益气，安神补肾，改善心肌营养，防治心血管疾病。

🌸 花生豆奶

【材料】黄豆，花生，牛奶，糖。

【做法】将黄豆放到清水中浸泡6～16小时，备用；将浸泡过的黄豆、花生放到豆浆机中，加适量清水，打碎煮熟，之后用豆浆滤网过滤即可。

【功效】润肤，和肺气，补虚。

🌸 芝麻黑豆浆

【材料】黑芝麻，花生，黑豆，糖。

【做法】将花生和黑豆浸泡6～16小时，备用；将黑芝麻和浸泡过的花生、黑豆一同放到豆浆机中，倒入适量水后打碎煮熟，最后用豆浆滤网过滤后即可。

【功效】乌发养发，补肺和气，润肤美颜，滋补肝肾，润肠通便，养血增乳。

🌸 枸杞豆浆

【材料】黄豆，枸杞子，糖。

【做法】将黄豆放入水中浸泡6～16小时，备用；将泡好的黄豆、枸杞子一同放到豆浆机中，加入适量清水，打碎煮熟，最后用豆浆滤网过滤即可。

【功效】滋补肝肾，益精明目，提升免疫功能。

鳝鱼，女性常吃可避肾寒

鳝鱼，也称黄鳝、罗鳝、白鳝、蛇鱼、血鳝等，其刺少肉厚，味道鲜美，和淡水鱼相比味道奇特，烹调得当，鲜美得让人难以忘怀。此外，黄鳝还是滋补佳品，相传，古代大力士之所以力大无穷，就是因为吃了鳝鱼。

《本草纲目》中提到，鳝鱼性温、味甘，可入肝、脾、肾经，具有非常好的补中益气、养血固脱、温阳益脾、滋补肝肾、祛风通络之功，常用鳝鱼来治疗湿热身痒、耳聋、虚劳咳嗽、肠风痔漏等证，鳝鱼具有非常好的补益之功，身体虚弱、病后或产后女性服用效果更甚。

黄鳝肉味甘，大温，无毒，能够补益血，治疗唾液过多，补虚损。女性产后恶露淋漓不净、消瘦、气血失调都可食用鳝鱼。并且，食用鳝鱼还能够除腹中冷气肠鸣、混痹气、十二经风邪。非常适合患风恶气、体虚出汗、食肉不消化者食用，还能够治疗痔、瘘、疮疡等。但是要注意，过量食用会导致疮疡，损人寿命。并且大鳝鱼有毒，有损人体健康，而且鳝鱼不能与犬肉同食。

那么鳝鱼怎么吃才最补肾呢？

选一条活鳝鱼和适量瘦猪肉，之后将鳝鱼的头、内脏取出，然后切成段状；猪肉清洗干净后切成块状；葱清洗干净后切成段状；姜清洗干净后切成片状；大蒜剥好备用。将锅置于火上，倒入适量油，油热后放入葱姜蒜爆香，之后放入黄鳝翻炒，再放猪肉，炒至变色后倒入适量料酒、酱油、醋，再加入适量汤、八角、辣椒，翻炒均匀后倒入清水，开大火烧沸，然后转成小火继续炖1小时左右，出锅以前加入适量盐调味即可。此菜肴味道鲜美，没有腥味。每天晚上吃1小碗，连续吃1周后要停止，因为补过了对身体也是不好的。

吃鳝鱼时一定要注意将鳝鱼身上的黏液清洗干净，以免腥味太重。但是洗过鳝鱼的人都知道，用清水很难将它身上的黏液洗干净，可以在清水里面加入适量小苏打粉，或是放在温茶叶水里面泡一下。

对于女性来说，吃黄鳝具有非常好的补血功效，能够治疗痛经、腰酸、增加血色素、提亮肤色，但是如果天天吃很容易补大了，最好是吃1周停1周。

此外，还要注意，鳝鱼和螃蟹一样，死亡之后，体内会繁殖大量细菌，产生大量毒素，因此，只能食用活黄鳝。黄鳝的血液有毒，误食会刺激口腔、消化道黏膜，严重损害人体神经系统，麻木四肢、衰竭呼吸和循环功能，导致死亡。

蚕蛹，女性的温阳补肾之品

蚕蛹性味甘平，具有祛风、健脾、止消渴、镇惊安神、益精助阳之功。在我国有着悠久的历史，很多人都知道蚕蛹味道鲜美、营养丰富，岂不知，蚕蛹还是上等的补肾药。

《本草纲目》说蚕蛹："为末饮服，治小儿疳瘦，长肌，退热，除蛔虫；煎汁饮，止消渴。"

蚕蛹中富含蛋白质、脂肪油，主要成分为不饱和脂肪酸、甘油醋，以及少量卵磷脂、甾醇、脂溶性维生素等，是女性朋友的高级营养补品。蚕蛹中大量的精氨酸可消除疲劳、增强性功能，此外，对于慢性肝炎、心脑血管疾病、白细胞减少、营养不良等症均有显著疗效。

蚕蛹和韭菜一同食用，不但可补养气血、温肾助阳，还可消除人体疲劳，非常适合高脂血症、高血压、动脉硬化、便秘患者食用。将蚕蛹、核桃仁、肉桂一同炖食，既能够补益肝肾、健脑益智，还可温肺润肠、乌须黑发，此药膳的具体烹调方法为：将肉桂清洗干净后研磨成细末；蚕蛹清洗干净后晾干，放入锅中略炒一下，同核桃仁一起放在大碗中，倒入适量清水，调入少许肉桂末，搅拌均匀后隔水炖熟即可。每天服用1次。

很多女性朋友本就对饮食比较挑剔，看到蚕蛹的时候还没吃就已经想吐了，即使它有再好的疗效也无济于事。可以变换蚕蛹的烹调方法，或者让他们帮着烹调，烹调之后自己可以将其想象成其他食材，也就不会觉得厌恶了。如，可以将蚕蛹放到沸水中烫一下，之后装在塑料袋中，放入冰箱冷藏，这样，蚕蛹那褐色的皮便会自行脱落，成为乳白色，烹调出来完全看不出是蚕蛹。

但是要注意，蚕蛹虽然营养丰富，具有非常好的温阳补肾之功，但一次不能食用过量，每次吃5～7只即可。此外，蚕蛹不新鲜、变色、有异味则不宜食用，烹调以前一定要彻底清洗，有过敏史的女性朋友要少吃，以免出现过敏。

下面再来为女性朋友们介绍几道蚕蛹温阳补肾食谱。

❀ 蚕蛹炒韭菜

【材料】蚕蛹，韭菜，姜，盐，味精。

【做法】

1. 将韭菜、蚕蛹分别清洗干净，沥干水分；韭菜择洗干净后切成段状；姜清洗干净后切成末。

2. 将炒锅置于火上，倒入适量油，然后放入蚕蛹略炒，再放入韭菜段、姜末、精盐、味精，翻炒均匀即可。

【功效】补气养血，温肾助阳，消除疲劳。

❀ 胎盘蚕蛹方

【材料】胎盘，蚕蛹，蜂蜜。

【做法】将胎盘、蚕蛹烘干后研成末状备用，每天取5克，分成3次服用，调和蜂蜜水冲服。

【功效】健脾温肾，非常适合胃下垂导致的纳差消瘦、呃逆频繁、舌红少苔、气短乏力等症。

珍珠，女性养颜补肾佳品

珍珠是一种有机宝石，产于珍珠贝类和珠母贝类软体动物体内。珍珠不但是名贵珠宝，还是历代医家珍爱的名贵中药材，在很多中药典籍之中都记载了珍珠的功效。

《本草纲目》中有这样的记载："珍珠涂面，令人润泽好颜色。安魂魄、止遗精、白浊、妇女难产、解痘疗毒。"从这里我们可以看出，珍珠不但能够美颜润肤，还能够治疗多种热性疾病。

多数朋友都选择珍珠来美容护肤，如在牛奶中添加适量珍珠粉、蜂蜜等做成面膜，滋养肌肤的功效非常好。唐朝第一美人杨贵妃每天都会涂抹珍珠粉，直到四十几岁仍旧肌肤如玉；清朝的慈禧太后每天都会服用一银匙珍珠粉，数十年不间断，而且还命太监在制作的香粉里面添加一些，用来化妆，所以慈禧太后年过古稀仍然皮肤光洁、皱纹很少。埃及艳后的葡萄酒中也添加了珍珠粉。

珍珠属于良性，具有降肝火、清热毒之功，能够治疗一些热性病，如扁桃体炎引发的咽喉肿痛或说话过多导致的咽喉痛，服用适量珍珠粉症状就能得到缓解。

珍珠不但能够抗衰老、美容护肤，还能够保证优生优育，防治妇科疾病。中国养胎书中曾提到珍珠可"安胎养儿"，孕妇怀孕3个月之后，佩戴着珍珠项链或手链，每天摩挲珍珠能够让孕妇安神定经、心平气和、消除胎毒，孩子生出来之后相貌端正、肌肤细嫩、光滑润泽。

但是要注意，由于珍珠粉性凉，因此，胃寒的女性不宜长期服用珍珠粉，此外，孕妇、低血压女性也不宜服用珍珠粉。

现在，超市、药店中都出售珍珠粉，挑选的时候一定要仔细辨别，应当尽量选择质量好的珍珠粉，下面就来为大家介绍几种挑选珍珠粉的方法。

❀ 口感

取出少量珍珠粉，之后用舌尖舔尝。纯度高的珍珠粉没有异味，醇正厚朴，而且有特有的淡淡的腥味，如果有酸涩、辛或其他异味，或没有味道则不能购买。服用有焦味、煳味、发黄的珍珠粉，可能为钻孔珍珠残粉，长期服用可能导致重金属中毒。

❀ 价格

到市场上走一圈你就会发现，市场上销售的珍珠粉有几元的、十几元的，甚至几十元、几百元的，但是大家要记住：一分钱一分货，考虑一下珍珠粉的成本、包装、人工费用、管理费用等我们就能推算出，真正的优质珍珠粉是不可能太便宜的。

❀ 外观

纳米级珍珠粉为浅灰色，由于颗粒非常细小，因此反射光线较弱，肉眼所看到的为浅灰色。假的珍珠粉比真的珍珠粉白很多，用手指取出少量粉末，放到阳光下或灯光下观察就会发现闪光度很好，即为云母粉。若你所看到的珍珠粉明显偏黄、偏乌，说明质地不纯。

❀ 肤感

珍珠粉越细越好。劣质珍珠粉颗粒非常粗糙，甚至如同砂粒。取珍珠粉适量，轻轻放到手背上按摩，若是觉得粗糙，就不要购买了，因为质地粗糙的珍珠粉根本不能吸收，外用还会对皮肤产生损伤。

有一道菜肴叫作杏仁珍珠豆腐汤，是典型的珍珠粉内服菜肴，具有非常好的美容养颜之功。具体烹饪方法为：取适量内酯豆腐切成块状，先将大杏仁放到锅中煮10分钟左右，之后放入内酯豆腐，水沸后，将珍珠粉、葡萄糖粉放入锅中，煮上几分钟就可以了。

羊肉，女性滋补、美容的上品

很多女性朋友为了减肥而秉承素食精神，对待任何肉类都是看也不看，实际上，适当吃些肉类对健康身体、美容养颜都非常有帮助，特别是羊肉。

《本草纲目》中认为羊肉为补元阳、益血气的温热补品。羊肉具有补气滋阴、暖中补虚、开胃健脾之功，是保健之佳品。

食用羊肉可抵御风寒、滋补身体，治疗虚寒哮喘、肾亏、腹部冷痛、体虚怕冷、面黄肌瘦、气血两亏、病后或产后体虚等症。

此外，现代医学研究证明，羊肉里面富含美容必须元素维生素B_1、维生素B_2，可温补气血、美容驻颜、美白肌肤、乌发固本，调节肌肤生理功能，延缓肌肤衰老。若是再配上当归，美容之功就会更强。如果配合蜂蜜、胡萝卜、螺旋藻食用，就能够明显提亮肤色。从这里也能看出，羊肉不仅是营养丰富的滋补品，还是美容之佳品。

羊肉的烹调方法很多，包括蒸、煮、涮等，冬季是食用羊肉的最佳季节。但是羊肉本身有一股腥膻气味，因此受到部分女性的冷落，实际上，在烹饪羊肉的过程中加入少许甘草、料酒、生姜，就能够去掉其中的腥膻气味，保持羊肉的特有的风味。下面就来为女性朋友介绍几种羊肉的美容、滋补食谱。

❀ 胡萝卜烧羊肉

【材料】羊肉，胡萝卜，料酒，酱油，白糖，盐，姜片，干辣椒，丁香，孜然，橙子皮。

【做法】

1. 将羊肉清洗干净之后切成块状，放到开水锅中汆烫，捞出，沥干水分；胡萝卜清洗干净后去皮，切成滚刀块。

2. 将炒锅置于火上，放入适量油，油热后，放入干辣椒爆香，之后放入姜片和橙皮，再放入羊肉，调入适量料酒、酱油、白糖、盐翻炒均匀。

3. 待羊肉上好色之后倒入适量清水，以没过羊肉为度，开大火烧沸，再转成小火继续炖煮1小时左右，倒入胡萝卜，炖煮至汤汁浓稠、胡萝卜酥软即可。

【功效】暖胃补虚，祛风除寒。

❀ 鱼羊合鲜

【材料】羊肉，鱼肉，娃娃菜，金针菇，葱，姜，枸杞子，盐，鸡精，胡椒粉，野山椒。

【做法】

1. 先将羊肉放到沸水锅中漂去血水，氽水后放到锅中，加入适量葱、姜煮熟，保留汤汁。

2. 将鱼尾去掉骨、皮、鱼红，之后切成小块，漂洗干净，放入适量葱、姜，倒入少许水，搅打成鱼茸，放入少许盐、色拉油搅拌均匀。

3. 将鱼茸装到裱花袋里面挤出菊花的形状，之后在中间放上一颗枸杞子作为点缀，滑到水盆里面，开大火氽熟；将煮好的羊腿肉剔下来，切成片状。

4. 娃娃菜清洗干净后切好；金针菇清洗干净后沥干水分，备用；将娃娃菜、金针菇一同放入锅中氽水，放到锅仔里面。

5. 将锅置于火上，倒入适量葱油，放入野山椒爆香，之后将切好的羊肉放入锅中，倒入羊肉白糖烧沸，加入适量调味料调味，再放入锅仔里面，倒入菊花鱼肉，点燃锅仔下面的乙醇即可。

【功效】鱼羊一同烹饪的菜肴可互补，两者均为滋补之品，冬季食用补肾效果非常好。

❀ 黑豆羊肉汤

【材料】羊肉，黑豆，白芸豆，肉苁蓉，葱，姜，料酒。

【做法】

1. 将黑豆、白芸豆淘洗干净后放到清水中泡上一夜至涨发，能掐开豆皮，备用；羊肉清洗干净后切成小块；清洗干净后用刀拍几下。

2. 将锅置于火上，而后将所有食材一同放到锅中，加入适量葱段、姜块、料酒，再倒入泡黑豆用的水，开大火煮沸后转成小火慢炖，至羊肉软烂即可。

【功效】羊肉性温，可入脾、肾，有补虚劳、去寒冷、补气血、助元阳之功；与黑豆搭配煲汤，适合冬季饮用。此汤可健脾利水、补肾养血，还可强壮筋骨、乌发黑发、美容养颜。

吃羊肉的时候可搭配些凉性蔬菜，如冬瓜、油菜、白菜、莲藕、金针菇等，可达到清凉、解毒、祛火的目的，既可充分利用羊肉的补益之功，又能避免羊肉的燥热之性伤身，引发上火症状。

但是要注意，吃羊肉的时候不能喝茶水，因为羊肉富含蛋白质，而茶水里面含有大量鞣酸，一边吃羊肉一边喝茶会生成鞣酸蛋白质，减缓肠蠕动，减少大便里面的水分，诱发便秘。

土豆，完美女性的益肾食物

土豆也叫马铃薯、山药蛋、洋芋、土芋等，可做粮食也可做蔬菜，法国将其称作"地下苹果"，欧美国家将其称作"第二面包"。

从营养学的角度分析，土豆的优点很多，可为人体供应充足的能量，还可提供人体所需的各种营养物质。

从中医学的角度说，土豆具有和胃调中、益气健脾、强身益肾、消炎、活血消肿之功，可辅助治疗消化不良、习惯性便秘、神疲乏力、胃溃疡等症。

购买土豆的时候，应当选择表面光洁、形状圆整、色泽纯正、芽眼浅、无毒、未出芽、表皮无绿色的。因为发芽、变绿或者尚未成熟的土豆中龙葵碱含量很高，食用过量容易引发中毒。

土豆与牛肉一同食用能够保护胃黏膜，因为牛肉具有健脾胃之功，但是牛肉纤维比较粗，会影响胃黏膜健康；土豆中叶酸含量丰富，可保护胃黏膜。

土豆与全脂纯牛奶一同食用，能够全面营养。因为土豆里面糖类和维生素含量丰富，而全脂牛奶里面蛋白质和钙含量丰富，两者一同食用能够为人体提供身体所需的很多营养物质。

要注意，土豆不宜同西红柿一同食用，因为人吃过土豆之后，胃里面会产生大量盐酸，此时再食用西红柿，西红柿进入酸性很强的环境里面会生成沉淀，进而引发消化不良、食欲下降等。

土豆非常适合肾病、胃病、糖尿病、肥胖等患者食用；但是不适合关节炎患者、孕妇、脾胃虚寒容易腹泻的患者食用。

下面就来为肾虚的女性朋友介绍几种简单的土豆烹饪食谱。

❀ 牛尾炖土豆

【材料】牛尾中段，土豆，大萝卜，芹菜梗，圆葱，胡萝卜，香叶，植物油，盐，味精，咖喱粉，白糖，花椒水。

【做法】

1. 将牛尾清洗干净之后剁成段状，之后放到沸水中焯透；芹菜梗清洗干净之后切成马蹄状；圆葱清洗干净之后切成方丁状；胡萝卜清洗干净之后切成片状；土豆削去皮后切成条状，放入清水中泡一会儿，捞出，沥干水分；大萝卜清洗干净后切成条状。

2. 将锅置于火上，倒入适量油，油热后，倒入圆葱、咖喱粉爆香，之后倒入适量清水，放入牛尾，炖至八成熟的时候加入适量调味料。

3. 将土豆、大萝卜放入锅中，等到土豆和萝卜炖至酥烂的时候加入芹菜梗，继续炖5分钟左右即可。

【功效】此菜肴具有补肾益气、养血滋阴之功。

❀ 洋葱炒土豆

【材料】土豆，洋葱，芹菜，香菜，盐，植物油。

【做法】

1. 将洋葱剥去皮后清洗干净，切成碎末状；香菜、芹菜择洗干净后切成碎末状备用；土豆清洗干净后放到锅中，炖煮至嫩熟，捞出晾凉后去皮，切成薄片即可。

2. 将炒锅置于火上，倒入适量植物油，油热后，放入土豆片翻炒至两面金黄，之后放入洋葱末、芹菜末、香菜末，调入适量盐即可。

【功效】益气温中，补肾，促进血液循环。

香菇，女性补肾健脾的美味

香菇，也叫香蕈、香菌、冬菇等，味道非常鲜美，香气沁人心脾，营养丰富，是食用菌里面的佼佼者，被称之为"菌种皇后"。

现代研究发现，香菇里面的营养物质含量丰富，营养价值非常高，为四季可食的美味佳肴，还是中外医疗保健界公认的健康食品。

从中医的角度上说，香菇有补肝肾、健脾胃、益气血、益智安神、美容养颜之功，经常食用有助于肾功能的提升，还可降低肾中多余水分的残留。

选购香菇的时候，要挑选开头如散，菇伞顶上有与菊花相似的白色裂纹，为黄褐色或黑褐色，身干朵小，柄短而粗壮，肉质嫩而厚，芳香扑鼻，就是质地较好的香菇。最好不要选择太大的鲜香菇，因为这样的香菇大都为激素催大的，对身体健康不利。香菇具有非常强的吸附性，因此要单独存放。

香菇同黑豆一起食用非常好，能够滋肝益肾、补血明目。黑豆具有非常好的补血明目、补虚乌发功能，同香菇搭配食用，不但能够滋肝益肾、补血明目，还可增强身体免疫功能。

但是要注意，香菇不宜同河蟹同食。因为香菇里面维生素D含量丰富，而河蟹中也含有丰富的维生素D，两者同食，容易导致人体维生素D含量超标，引发人体钙元素量上升，长期按此搭配食用，易患结石。

香菇适合体质虚弱、贫血、高脂血症、高血压、糖尿病、胃炎等患者食用，但是脾胃寒湿气滞、皮肤瘙痒、肾衰竭患者不宜食用。

下面就来为肾虚的女性朋友介绍几种简单的香菇烹饪食谱。

❀ 刀豆炒香菇

【材料】鲜刀豆，水发香菇，植物油，盐，味精。

【做法】

1. 将刀豆清洗干净，之后切成段状；香菇放到温水中泡一会儿，之后清洗干净，切成丝状。

2. 将锅置于火上，倒入适量植物油，油热后，倒入香菇、刀豆，再倒入适量清水、盐、味精，翻炒均匀即可。

【功效】温中补肾，补气益胃。

❀ 香菇豆腐汤

【材料】干香菇，豆腐，黑木耳，鲜笋，盐，香油，胡椒粉，淀粉，葱花，植物油。

1. 将鲜笋去皮后清洗干净，之后切成丝状；豆腐切成块状；将干香菇和黑木耳放到清水中泡发，之后清洗干净，切成丝状备用。

2. 将炒锅置于火上，倒入适量植物油，油热后，倒入香菇丝、豆腐块、木耳丝、适量清水，一同熬煮5分钟左右，调入适量盐，用淀粉勾芡，撒上少许胡椒粉、葱花、香油即可。

【功效】温中补肾，清热解毒，强筋健骨。

海带，利尿消肿的佳肴

海带，也叫江白菜，生长在海底岩石上，富含碘质，能够用于提炼碘、钾等，性味寒、咸，可软坚行水、破积去湿，中医入药将其称作昆布，被视为"碱性食物之冠"。

海带和菠菜、油菜等相比，富含维生素C，并且蛋白质、糖类、钙、铁等营养物质的含量也高出它们很多倍。

从中医的角度上说，海带具有消痰软坚、泄热利水、止咳平喘、祛脂降压、散结抗癌之功。海带里面丰富的甘露醇具有非常好的利尿消肿之功，能够预防肾衰竭、老年性水肿。

购买海带的时候，如果选择的是干海带，应当挑选叶片较大、叶柄厚实、干燥、黑褐色或深绿色、没有杂质的。选择水发海带的时候，应当挑选整齐干净、没有杂质和异味的。

孕妇不能食用过量海带，因为海带有催生作用，并且海带中碘元素的含量非常高，过量食用会影响胎儿甲状腺发育。

海带与银耳搭配食用是非常好的，因为银耳性平，味甘淡，具有滋阴清热、润肺止咳、养胃生津、益气和血、补肾强心、润燥清肠之功，同海带搭配食用，可润肺疏肝、健脾补肾。

吃过海带之后不宜立即喝茶，也最好不要立刻吃酸涩水果，因为海带里面铁元素的含量丰富，两种食物同食，铁的吸收会受阻。

下面就来为肾虚的女性朋友介绍几种简单的海带烹饪食谱。

❀ 海带牡蛎汤

【材料】水发海带，牡蛎，姜，葱，醋，高汤。

【做法】

1. 将海带放入水中清洗干净，之后切成1厘米宽、2厘米长的片状；牡蛎中的泥沙要清洗干净；姜清洗干净后切成丝状；葱清洗干净后切成段状。

2. 将砂锅置于火上，之后放入海带、姜丝、葱段，倒入高汤、醋，开大火烧沸后转成小火继续熬至海带熟烂，放入牡蛎，煮沸即可。

【功效】滋阴养血，补肾益脑。

❀ 海带豆腐汤

【材料】海带，豆腐，冷冻对虾，香菇，高汤，蒜苗，盐，胡椒粉，料酒，鸡精，香油。

【做法】

1. 将海带清洗干净后切成块状；香菇清洗干净撕成条状；葱、姜清洗干净后切成末；蒜剥好后切成末。

2. 将锅置于火上，倒入适量清水，水沸后，将清洗干净的海带、香菇放入锅中煮2分钟，之后捞出，放到冷水中过凉，沥干水分，备用。

3. 将炒锅置于火上，倒入少许香油，之后放入葱姜末爆香；倒入海带、香菇翻炒均匀。

4. 将炒锅里面的海带、香菇放到砂锅中，倒入适量清水，开大火烧沸，然后放入对虾，加少许料酒，煮七八分钟后放入豆腐，继续煮5分钟左右，调入少许盐、胡椒粉、鸡精、蒜苗，搅拌均匀即可。

【功效】减肥消脂，利水消肿，排毒养颜。

韭菜，补肾壮阳不可少

韭菜也叫壮阳草，质嫩味鲜，营养丰富，深受大众喜爱。由于韭菜营养丰富，同时具有温补肝肾、助阳固精之功，因而药典之中将其称作"起阳草"。虽然一年四季都能吃到韭菜，但是初春时节的韭菜是最佳的。《本草纲目》中有云："正月葱，二月韭。"所以，每年的二月份，我们应当抓紧时机尽可能多吃些韭菜。

韭菜性温热，含有生物碱、皂苷等成分，经常食用能够治疗肾阳虚引发的腰膝冷痛、女性白带等症。

购买韭菜的时候，应当选择叶片较直、鲜嫩翠绿的，这样的韭菜营养更丰富些。阔叶韭菜虽然看上去鲜嫩，但是香味却不及窄叶韭菜浓郁。

韭菜中粗纤维含量较高，并且多坚韧，不容易被胃肠消化吸收，所以一次不能食用过多的韭菜，还要注意，隔夜的韭菜不能吃。

韭菜与鸡蛋搭配食用是非常好的，韭菜炒鸡蛋，能够补肾、行气、止痛，还可治疗尿频、肾虚、痔、胃病等。

韭菜非常适合阳气不足、行经腹痛、产后乳汁不通的女性朋友食用；适合癌症，尤其是食管癌、胃癌等患者。但是消化不良、胃肠溃疡的患者不宜食用韭菜。

下面就来为肾虚的女性朋友介绍几种简单的韭菜烹饪食谱。

❀ 韭菜炒鸡蛋

【材料】新鲜韭菜，鸡蛋，生抽，食盐，植物油。

【做法】

1. 韭菜择洗干净后切成小段；鸡蛋打散入碗中，搅打均匀。

2. 将锅置于火上，倒入适量植物油，油热后，将搅打好的鸡蛋放到锅中，煎成大块鸡蛋，之后放入韭菜同鸡蛋一起翻炒至熟。

【功效】温中养血，温暖腰膝。

❀ 韭菜炒鸭肝

【材料】鸭肝，韭菜，胡萝卜，酱油，料酒，胡椒粉，植物油。

【做法】

1. 将胡萝卜清洗干净之后切成长条状；韭菜清洗干净后切成段状；鸭肝清洗干净之后切成片状，之后放到沸水中焯一下，沥干水分，倒入适量酱油、料酒腌渍。

2. 将炒锅置于火上，倒入适量植物油，油热后，倒入鸭肝进行煸炒，炒熟后盛出。

3. 在锅底留些油，烧热，油热后，放入胡萝卜条、鸭肝进行翻炒，之后倒入韭菜继续翻炒一会儿，撒入适量胡椒粉，翻炒均匀即可。

【功效】补益肝肾，益精养血。

鸭肉，补女性虚劳的上品

鸭肉是常见的餐桌佳肴，也是进补的佳品。鸭肉的营养价值和鸡肉相似。从中医的角度上说，鸭子以水生物为主食，因此其肉性味甘、寒，可入肺胃、肾经，有滋补、养胃、补肾、除痨热骨蒸、消水肿、止咳化痰之功，体内有热者均宜食用鸭肉，体质虚弱、食欲减退、发热、大便干燥、水肿者更宜食用鸭肉。《本草纲目》中说鸭肉可"填骨髓、长肌肉、生津血、补五脏。"鸭肉中蛋白质含量为16%～20%，比畜肉含量还要高，脂肪含量适中，分布比较均匀。

购买鸭肉的时候，应当选择质地光滑、平整、饱满的，鸭嘴处为均匀的鹅黄色，按压的时候能够感觉到弹性比较好，购买活鸭子的时候，应当选择头颈高昂，羽毛紧密、丰盈，尾巴向上翘起，肢体有力，胸脯丰满，背部宽阔，翅下有肉的。

鸭肉同蚌肉同食是非常好的，因为蚌肉具有滋阴、清热、除烦之功，同鸭肉同食，能够滋阴补肾、行水除烦。

鸭肉不宜与蟹肉同食，因为鸭肉属寒性，蟹肉也属寒性，因此搭配食用对身体健康不利。《本草纲目》之中提到："蟹肉不可合猪、兔、鸭肉食，损人。"

鸭肉非常适合营养不良、食欲缺乏、水肿、产后体虚、体内有热、便秘、肝硬化腹水、肺结核、慢性肾炎水肿患者食用；但是要注意，本身身体虚寒者、容易着凉而不思饮食者、胃部冷痛者、腹泻大便清稀者、腰痛及寒性痛经者都不宜食用鸭肉。

下面就来为肾虚的女性朋友介绍几种简单的鸭肉烹饪食谱。

银杏炖仔鸭

【材料】仔鸭半只，鸡胸肉，银杏，枸杞子，葱，姜，高汤，料酒，盐，胡椒粉。

【做法】

1. 鸡胸肉清洗干净后剁成肉末；葱、姜清洗干净后切成末状，之后放到鸡肉肉末中，倒入适量料酒搅拌均匀；仔鸭剁成块状后清洗干净；银杏和枸杞子清洗干净。

2. 在锅中倒入适量清水，然后倒入少许料酒，烧沸，将剁好的鸭肉放入锅中焯一下，捞出。

3. 将砂锅置于火上，倒入适量高汤，开大火烧沸，之后放入鸡蓉，开小火继续熬煮至鸡蓉凝结，捞出，用细纱网过滤一遍锅中的汤汁，做成清汤。

4. 将鸭块放到干净的砂锅里面，之后加入银杏、枸杞子、盐、胡椒粉，倒入清汤，转入烧沸的蒸锅里面隔水熬炖40分钟左右即可。

【功效】润肺补肾，滋补身体。

香菇烧鸭肉

【材料】鸭肉，干香菇，干辣椒，干山楂，姜，蒜，大料，香叶，油，生抽，老抽，糖，盐，鸡精，胡椒粉，香油。

【做法】

1. 将鸭肉切成块状后清洗干净；香菇泡发后清洗干净；姜清洗干净后切成片状；蒜剥好后切成末状。

2. 将锅置于火上，倒入适量清水，水沸后放入鸭肉，焯2分钟后捞出，清洗干净，备用。

3. 将锅置于火上，倒入适量油，将焯好的鸭肉放入锅中，翻炒至鸭肉稍微变色，然后放入香叶、干香菇、干辣椒、干山楂、姜、蒜、大料，翻炒至出香，倒入少许红酒，之后放入香菇、生抽、老抽、糖烧沸，再转成小火继续煮45分钟至汤汁浓稠，最后加入盐、鸡精、胡椒粉、香油即可。

【功效】滋补肾阴，健脾开胃，补气养血。

猪肾，治疗腰酸腰痛

猪肾即我们平时所说的猪腰子，富含锌、铁、铜、磷、维生素B、维生素C、蛋白质、脂肪等。猪肾能够烹饪出多种美食。

中医学素有"以脏养脏"之说，也就是说，常吃猪肾能够滋补肾。猪肾非常适合肾虚腰痛、肾炎、肾盂肾炎患者出现的腰部酸痛症。《本草纲目》中曾经提到："肾虚有热者宜食之。若肾气虚寒者，非所宜也。"

购买猪肾的时候，应当挑选光泽度和弹性较好的，呈现出淡褐色、组织结实，略微有臊味的；色泽灰绿，弹性非常差，组织松弛，并且还有一股臭味，说明这个猪肾已经腐败变质了，不要购买。

猪肾中胆固醇含量很高，所以对于患有高血压病、高脂血症、糖尿病的女性来说应当慎食，而普通女性也不宜过多食用。

猪肾与韭菜搭配食用是非常好的，能够治疗肾虚腰痛。韭菜具有温补肝肾、助阳固精之功，同猪肾搭配食用，能够治疗肾虚腰痛、慢性腰肌劳损、盗汗、耳鸣耳聋等。

将猪肾与杜仲搭配食用，具有非常好的壮腰补肾之功。因为杜仲有补肝肾、强筋骨、降血压之功，同猪肾搭配食用，能够壮腰补肾，非常适合肾虚腰痛、肾炎、肾盂肾炎患者食用。

下面就来为肾虚的女性朋友介绍几种简单的猪肾烹饪食谱。

❀ 爆炒腰花

【材料】猪腰子2个，黑木耳，胡萝卜，老抽，香醋，料酒，水淀粉，料酒，蒜片，小葱，色拉油。

【做法】

1. 将猪腰子清洗干净后剖成两片，除掉上面的膜和白色的筋，之后用刀在上面打成麦穗花刀，切成菱形长条状，放入干净的盆中，倒入适量色拉油、干淀粉抓匀，静置5分钟。

2. 黑木耳放入清水中泡发，之后撕成小块状；胡萝卜清洗干净后切成菱形；小葱清洗干净后切成段状；蒜剥好后切成片状。

3. 取一个干净的小碗，倒入适量老抽、醋、水淀粉、料酒，搅拌均匀后将小葱段放到碗中。

4. 将锅置于火上，倒入适量油，油热后，倒入腰花滑油至蜷缩成麦穗状，捞出，沥干上面的油。

5. 锅底留油，油热后，放入蒜片爆香，之后放入胡萝卜、黑木耳翻炒均匀，再放入腰花，倒入芡汁，翻炒1～2分钟即可。

【功效】补肾气，通膀胱，消积滞，止消渴。

❀ 芹菜炒腰花

【材料】芹菜，猪腰，黑木耳，葱，姜，白酒，糖，生抽，鸡精，淀粉，香油。

【做法】

1. 猪腰子清洗干净之后切成两半，去掉上面的膜和筋；之后正面横着划数刀，再竖着划数刀（注意，不要划到底），然后将其切成小条状。

2. 将切好的腰花放到碗中，倒入适量白酒、淀粉、盐、糖、生抽，腌10分钟左右，将腌好的腰花用清水冲洗干净，沥干水分，之后加入适量盐、糖、白酒、生抽、淀粉，抓匀，腌制，备用；葱、姜清洗干净后切成末状。

3. 芹菜择洗干净后切成段状，放到开水中焯一下，捞出，放入冷水中过凉；木耳泡发后清洗干净，撕成块状。

4. 将炒锅置于火上，倒入适量油，油热后，放入葱姜末爆香，再放入腰花翻炒均匀，至腰花变色、变硬盛出。

5.原锅刷洗干净后再置于火上，倒入适量油，油热后，放入芹菜、木耳翻炒，调入适量酱油、糖、盐，翻炒均匀后倒入腰花，调少许鸡精、香油，翻炒均匀即可。

【功效】补肾滋阴，利水，改善便秘。

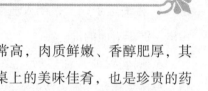

甲鱼，滋阴补肾就找它

甲鱼也叫鳖、水鱼、王八等，营养价值非常高，肉质鲜嫩、香醇肥厚，其裙边最为可口，是名贵水产食品。甲鱼既为餐桌上的美味佳肴，也是珍贵的药材，不管是身体虚弱者，还是大病初愈者，只要是气虚兼阴虚火旺疲乏无力者皆可通过长期少量食用甲鱼肉来调养。

从中医学的角度上说，甲鱼具有滋阴凉血、补益调中、补肾健骨、散结消痞之功。从现代医学的角度上说，甲鱼中蛋白质含量丰富，尤其是甲鱼边缘肉裙部分，富含动物胶质，不易消化吸收，因此不能一次吃太多。

吃活甲鱼肉的时候一定要放血，死的甲鱼肉不能食用，容易引发中毒。

甲鱼适合与乌鸡同食，两者都是补肾佳品，搭配食用，可滋阴益肾、健脾补中。要注意，甲鱼肉不能和苋菜同食，否则会导致消化不良，在肠胃中形成积滞。

甲鱼非常适合体质虚弱、肝肾阴虚、骨蒸劳热、营养不良、肺结核、肝硬化腹水、糖尿病、肾炎水肿等患者食用。但是要注意，脾胃虚寒、腹泻、消化不良、肠胃炎、胆囊炎、失眠、孕妇、产后虚寒的患者不宜食用。

下面就来为肾虚的女性朋友介绍几种简单的甲鱼烹饪食谱。

❀ 清炖甲鱼

【材料】甲鱼，葱，姜，莲子，蒜苗，大枣，龙眼，料酒，盐。

【做法】

1.将甲鱼清理干净后放到热水中烫一下，剥掉甲鱼皮，之后切成小块状；葱清洗干净后切成段状；姜清洗干净后切成片；大枣、莲子、龙眼清洗干净；蒜苗清洗干净后切成末。

2.将锅置于火上，倒入适量清水烧沸，再倒入少许料酒，将甲鱼放入锅中焯一下，捞出，放入砂锅中，加入葱段、姜片、大枣、莲子、龙眼，加入足量清水，烧沸，转成小火继续炖90分钟，调入适量盐，加入少许蒜苗即可。

【功效】滋阴凉血，补中益气，固表生肌。

❀ 清蒸甲鱼

【材料】甲鱼，五花肉，熟火腿片，鲜香菇丝，葱段，姜片，蒜末，盐，料酒，水淀粉，香油。

【做法】

1.将甲鱼宰杀后清洗干净，剁成块状，放入盆中，加入适量盐、料酒，腌渍15分钟。

2.将甲鱼壳和甲鱼肉按照原来的位置摆放在大碗中，之后放入火腿片、五花肉片、香菇丝、葱段、姜片、蒜末、香油，放到烧沸的蒸锅里面，开中火蒸30分钟左右，挑出上面的葱段、姜片，淋上蒸甲鱼原汤芡汁即可。

【功效】补劳伤，壮阳气，大补阴。

第 5 章

运动与养肾，让女性
轻松养肾、健肾

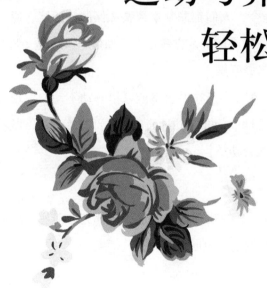

锻炼腰部，通气血，强肾腰

中医学认为，肾为腰之府，主骨生髓。腰部两肾间是脊柱，都要依靠肾气滋养，而且脊柱就是骨，所以，腰的好坏和肾之间的关系密切。很多女性朋友一过30就患上了腰椎间盘突出症，很可能是先天禀赋不足加上劳累过度，或是房事不节引发肾精亏虚，筋脉得不到濡养所致。

肾虚，则腰惫，所以，从古至今，人们都非常重视腰部保健和锻炼，通过锻炼腰部来刺激肾，进而壮腰强肾。腰部的锻炼方法很多，如松垮、转腰、俯仰等都能够疏通腰部气血运行，进而健肾强腰。

如今，处在三四十岁的白领女性大都坐在办公室或家里一动不动，出现肾虚也就不足为奇了。下面就来为女性朋友们介绍几种简单的腰部锻炼方法，既不会耽误时间，又可以提升肾气，增强肾功能。

❀ 前屈后伸

双腿分开和肩同宽，之后将双手叉在腰部，稳健地做腰部充分前屈、后伸各5～10次。运动的过程中应当尽量放松腰部肌肉。

❀ 转腰运动

双腿分开比肩稍宽些，双臂侧平伸展，吸气；呼气，上身缓慢地向左后方扭动；右手搭在左肩上，左手揽住腰右侧，之后柔和地将躯干向后推送至最大限度，保持10～20秒，然后自然呼吸；还原后，换成另外一边继续做，连续做10次。

❀ 转胯运动

双腿分开比肩稍宽些，双手叉在腰部，均匀呼吸。之后以腰作为中轴，先沿着顺时针方向转胯，之后沿着逆时针方向做相同转动，速度由慢至快，旋转幅度从小到达，分别反复转10～20次。做上述动作的过程中应当保持上身直立，同时随胯摆动，但身体不能过分前仰后合。

拱桥姿势

仰卧在床，双臂放在体侧，调匀呼吸。吸气，弯曲双膝，足跟尽量靠近臀部；呼气，双手抱着足踝，缓慢地抬高臀部，保持拱桥状身形30秒，之后自然呼吸；慢慢呼气，臀部落下，还原至仰卧姿势，每次锻炼10次，若手够不到足踝，可将双手平放到身体两侧。

后仰攀足

呈自然站立状，放松全身，双臂向上举起，身体后仰，尽量仰至最大程度，保持10秒左右后，身体前屈，双臂下移，双手尽可能触及双足，保持10秒，之后恢复至自然站立姿势。重复上述动作10次。注意，此方法不适合患有高血压的女性。

以上运动无论选择哪一种，或是每种轮流操作，都应坚持不懈，不但能够疏通气血、健身强腰，还可防治腰肌劳损、腰酸背痛等证。

叩齿咽津，健脾强肾防衰老

中医学认为，牙齿的好坏由肾气之盛衰决定。肾气充足，则牙齿坚固；肾精衰落，则牙齿脱落。叩齿的时候，牙齿、面部肌肉会不断活动，进而改善牙周、面部肌肉血液循环，改善供血状态，增强细胞代谢功能，坚固牙齿、强健肾精，使得女性展现出红润、有光泽的面部。

《黄帝内经》中认为"脾为涎，肾为唾""肾为水脏……命门在两肾之间，上通心肺，开窍于舌下以生津。津与肾水，原是一家，咽归下极，重来相会，既济之道也。"肾为先天之本，而脾为后天之本，唾液来源于两者，因此，唾液是千万不可浪费的，最好咽下去。肾的盛衰和唾液的盈亏之间关系密切，反过来，唾液也可以滋补肾精，肾精充足，内可养五脏，外可润肌肤。

唾液与生命活动过程密切相关，是天然的补品，一口唾液相当于几盒昂贵的滋补之品。所以，中国自古以来就有叩齿咽津之法。

具体操作为：放松精神，之后双唇微闭，保持心神合一，然后有节奏地轻轻叩齿。每天早、晚各做1次，叩齿之后，用舌头在口中来回搅动，秉承着先上后下、先内后外的原则，数次之后，可以按摩齿龈，为牙龈处提供充足的营养，最后聚集唾液，分成数次吞咽。

每天坚持叩齿咽津3次，不但能够健脾强肾、延缓衰老，还能够护肤美颜，可谓功效甚多，对身体大有裨益。这种方法操作简便，容易掌握，通常每天早晨起床、晚间临睡前、午休、上班闲暇时等空余时间都可操作，不会占用专门的时间，也不用借助器械，非常适合上班族女性朋友。

吐故纳新益肾功，回春的养肾功

吐故纳新就是指吐出浊气、吸进新鲜空气，吐故纳新功就是利用这个原理古老的回春之术。这种方法不但能够促进人体健康、预防疾病，还可防止衰老，进而达到益精回春、提升性功能的功效。下面就来为女性朋友详细地介绍吐故纳新益肾功的具体操作。

❀ 腹式呼吸法

腹式呼吸法实际上就是指吸气的时候让腹部凸起，吐气的时候压缩腹部，让腹部凹陷的呼吸方法。腹式呼吸的方法操作起来非常容易，而且没有时间和地点限制，但是最好躺在床上进行。

具体做法：仰卧在床，之后将腰带松开，全身放松，将心中的杂念祛除，然后用鼻子慢慢地吸气，鼓起肚皮，每次呼气到吸气的时间应当间隔10～15秒，之后慢慢呼出，每分钟呼吸4次。做腹式呼吸的时间长短应当根据自身具体情况来掌握，还应同胸式呼吸结合在一起，即要进行呼吸系统交替运动。这种方法能够让腹部肌肉收缩，之后放松，能够加速血液循环，消除腹腔、肠系膜瘀血。坚持上述方法15天之后，身体就会觉得清爽，食欲上升，肌肤红润。

❀ 吸缩呼胀法

实际上，这种呼吸方法为腹式呼吸的逆呼吸法。首先，坐到椅子上面，或呈站立姿势。开始的时候将肺里面的污浊之气排出，之后放松全身肌肉，再努力吸气，将腹部用力收缩至最大限度。之后慢慢放松肩部，一边让腹部胀起来，慢慢地吐出空气，之后重复练习上述动作2～3次即可。

注意，吸气的时候舌尖应当抵在上齿内侧，整个过程都要用鼻子吸气，吐气的时候舌头应当附在下腭，从口中吐气。练习这种方法的时候，一定要集中精神，让自己觉得气流贯穿身体的各个地方。

❀ 回春式呼吸法

这种方法实际上就是将"腹式呼吸法""吸缩呼胀法"同我们之前所讲的"缩肛运动"结合到一起的益精法，被称作回春式呼吸法，重复练习这种方法，具有非常好的益肾强精功效。

具体做法：吸气的时候腹部要凹下去，配合一定的时间，肛门括约肌紧紧地收缩；在吐气的时候，放松肛门括约肌。此外，要提醒大家注意，吸气的时候一定要缓慢，深深地吸气，直到气至肛门处，最后慢慢地放松。

各种梳头法，防治女性少白头

乌黑、顺滑、有光泽的一头秀发是每个女人都想拥有的，然而，现代人的生活节奏很快，工作压力日趋增大，很多女性朋友才刚过30岁，黑头发中间就生出了缕缕白发，这使得很多女性在本该自信的年纪终日为白发而苦恼。

人体的任何一种病理现象都在其内在原因。年纪轻轻就开始脱发、白发，主要为营养不良、内分泌失调、微循环障碍等所致，中医认为，导致上述症状主要和肾精亏虚有关。

中医学认为，发为血之余，发的生机源于血，其生机根源在肾，肾藏精，精可化生血，滋养毛发，使得毛发多而润泽。可一旦精虚血弱，肾精就会缺乏，不能化生阴血，阴血亏虚，毛发就会失养，进而出现白发。

对于处在三四十岁的女性来说，本该是肾精充足的年龄，发有所养，只有上了年纪之后，肾精亏虚的情况下头发才会变得干枯，牙齿才会脱落。因此，年轻女性出现脱发、白发等，实际上就是未老先衰的表现。人体阳气只有依靠阴精才可存在，脏腑之阴皆由肾阴提供，因此，想要预防衰老，应当从滋阴补肾入手。可以吃些七宝美髯丹，滋养肝肾、养血乌发，临床应用比较广泛，每次服用9克左右，用盐汤或温酒送服，每天服用2次。不愿意吃药的女性朋友可熬些黑豆粥，在其中添加适量枸杞子、核桃仁、大米等，或是直接取黑豆加少量盐，经过九蒸九晒之后装瓶备用，每天服用2次，每次服用4克，常食可很好地治疗少白头。

用手梳头法也是非常好的养发之方，具体操作如下：将双手十指分开、微微弯曲，用指端叩击头部，叩击的动作要连续，放松腕关节，力度不能太大，叩击30次左右；双手的十指微微弯曲，之后用十指端从额头向脑后梳，梳的时候要顺着头皮；用手掌从前额向着头顶方向按摩，双手交替按摩，各做30次。

上述梳头之法都非常简单，女性朋友们坚持其中的一种或几种方法就能够让头发恢复顺滑、防治少白头。

摩耳法，轻松帮女性健肾

肾为人体的重要脏器，为先天之本。肾功能是否正常关乎着人体健康。肾气充足是延寿的要诀。中医学认为，肾藏精，开窍于耳，与肾相关的穴位大都集中在耳部，因此，经常按摩耳朵能够很好地健肾养身。按摩耳朵上的穴位，可以疏通经络气血、调节脏腑功能，此外，按摩耳朵还能够提神醒脑、聪耳，提升记忆力、缓解疲劳，下面就来为大家介绍几种常见的摩耳方法。

❀ 拉耳郭

将双手示指放到耳郭内侧，拇指放到耳郭外侧，然后从内向外提拉耳郭，手拉的力度从轻到重，牵拉力量以没有疼痛感为宜，每次拉伸四五分钟即可。这种方法能够刺激耳郭末梢神经和微血管，加速局部血液循环，而且能够通过神经、体液作用，调节全身生理活动，还可改善神经内分泌功能。尤其是耳和肾之间关系密切，经常提拉可以充足肾精。

这种方法能够治疗头痛、头晕、神经衰弱、耳鸣等症。

❀ 扫耳法

用双手将耳朵从后向前扫，此时我们能够听到"嚓嚓"声，每次扫20～30次，每天空闲的时候就可以扫一遍。

❀ 搓耳法

握住双耳的耳郭，先从前向后搓49次，之后从后向前搓49次，至耳郭皮肤略微潮红，局部稍微出现热感为宜。每天早、晚分别搓1次。每次搓完双耳之后都会觉得神志清爽、容光焕发。

❀ 听闻穴按摩

掌心向后，将中指插到耳朵孔中，塞好之后，手指在里面转动180度，保持手心向前，之后手指轻轻在耳孔中蠕动，注意，力度要轻，就像小虫子似的在里面蠕动，按摩二三十秒之后，突然将手指向着前外方猛然拔出，最好可以听到响声。上述即为听闻穴的整个按摩过程。

❀ 搓弹双耳

用双手轻轻捏住两个耳垂，之后搓摩至发红发热。然后揪住耳垂慢慢向下拉，放手，让耳垂弹回，每天按上述方法操作2～3次，每次做20下即可。

最后强调一点，无论做那种摩耳运动，都应当以"不受伤"为原则，动作要尽量轻柔、缓和，指甲要剪短些，修剪平整，还要保持干净，之后用指间轻轻按摩耳朵里的听闻穴。

缩肛，简单有效的护肾壮阳法

现在的女性已经不像过去那样"大门不出，二门不迈"了，要面临生活、事业上的种种事宜，根本抽不出时间锻炼身体。有专家建议，现代的忙碌人群可适当做些缩肛运动，能够提升人体阳气。

缩肛运动即有规律地收缩肛门，医学将其称作"回春术"，虽然这项运动的时间很短，但是功效却非常明显，既经济又实惠。

对于女性朋友来说，进行缩肛运动对性功能是非常有好处的。女性朋友进行这项锻炼能够强化耻骨尾骨肌，而耻骨尾骨肌是参与性生活的主要肌肉。锻炼好这部分肌肉能够提升女性性生活感受，让女性更容易获得性高潮。

现代很多女性在生产的时候都会选择剖宫产术，不愿意自然分娩。除了怕痛、生不出来，还有就是担心自然分娩之后会引发阴道松弛，影响日后的夫妻生活质量。其实，如果生产过后坚持做缩肛运动，不但不会影响日后的性生活质量，还能够提高夫妻生活质量。

很多新母亲还未来得及享受做了母亲的喜悦，就开始发现自己的性生活不和谐了。实际上，如果女性朋友坚持练习阴道紧缩功，过不了多久就能再度拥有"性福"生活。

有些女性可能在一开始并不能很好地采用这种方法，可以先学会缩肛法，等到缩肛自如之后，阴道就会跟着收缩。

通常情况下，练习阴道紧缩法3个月之后，就能够看到显著效果，阴道收缩法不但能够让女性阴道变得紧实、有弹性，还能够改善女性的面色，让原本色斑、痘痘"横生"的女性的皮肤变得光洁，整个人看上去更加精神。

未婚女性、没生过小孩的女性朋友都可通过此法收缩阴道，坚持不懈，等到以后生孩子时也会更顺利，生过孩子后，阴道可迅速恢复至紧实状态。

说了这么多缩肛运动的好处，究竟如何操作呢？

具体做法：每天晚上临睡前或早晨起床的时候躺在床上缩肛50次；大小便之后缩肛10次；从事重体力活动的时候注意缩肛；性生活后缩肛10次，效果更甚。但是提醒女性朋友，缩肛的时候一定要用力，每次练习过后最好排尿1次。

缩肛不会有时间、地点限制，每提、松1次，即为缩肛一遍。练习的过程中可以呈站立、蹲位、躺卧位。坐车、行走、劳动的过程都可以做此运动，建议女性朋友每天都做几遍。

第  章

用药与养肾，从不同角度帮女性补肾

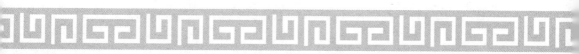

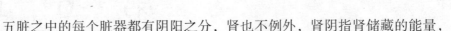

五行肾宝酒，帮女性恢复肾功能

五脏之中的每个脏器都有阴阳之分，肾也不例外，肾阴指肾储藏的能量，肾阳指肾向外散发出的活力，以及和肾有关的外在表现。

对于肾阴虚和肾阳虚的女性来说，都可用五行肾宝酒来调养，具体配方为：党参30克，熟地黄30克，枸杞子30克，丁香30克，沙苑子20克，淫羊藿20克，龙眼肉8克，远志8克，沉香8克。

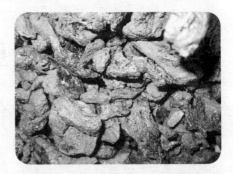

熟地黄

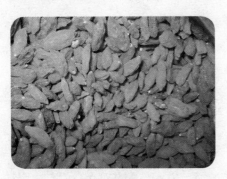

枸杞子

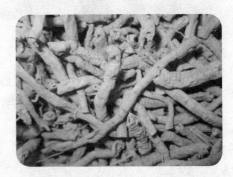

远 志

制作方法：买1000毫升75%的乙醇或65度白酒放到大玻璃瓶中，之后将上述中药泡到酒中，浸泡1个月之后，过滤药渣，用纱布精心过滤一遍，得到的药酒就能用来保养肾。

肾虚的女性可在每天下午5：00～7：00肾经当令时用热毛巾热敷后腰，打开毛孔。之后将补肾药酒均匀涂在上面，轻轻拍打至药酒吸收后，再迅速敷上保鲜膜，将腰部肾气、药酒之气密封，避免其外泄，第二天早上将保鲜膜扔掉。此时药酒已经几乎全部被腰肾吸收，因此，揭开保鲜膜后无药味，不用擦洗。

通常情况下，肾虚女性使用五行肾宝酒3天后，症状就能够得到明显缓解，连续使用15天之后，不适症状可基本消失。

五行肾宝酒有滋补肾阴和肾阳之功，还可安神健脾、生气血。保养卵巢、子宫，调理月经、白带；益智健脑，补充脑髓，提升记忆力，保持思维的活跃。但是要注意，五行肾宝酒只能外用，不能内服，皮肤过敏者要忌用，正值月经期的女性禁用。

肾还有生髓之功，此髓包括骨髓、脊髓、脑髓，女性智力不好，关系着其一生生活质量、幸福指数、成功概率。智力与脑髓供应情况密切相关，这一切都要靠肾精供应。所以，每周做3次肾保养是肾虚女性所必需的。

女性想要更有魅力，首先要养好肾，而肾保养的过程，选择五行肾宝酒是非常明智的。

补肾填精药，专治女性肾精不足

肾精不足就是指肾精亏虚，生殖功能衰退所致之症，多因先天发育不良、禀赋不足、后天调摄失调、房事过度、久病伤肾等所致。肾精不足的女性主要表现为：经少闭经，性功能衰退，早衰、脱发、牙齿松动、耳鸣耳聋、腰膝酸软、精神不振、健忘、脉细无力、舌瘦等。下面就来为女性朋友们介绍几种补肾填精药。

❀ 鹿茸（代）

雄鹿嫩角没长成硬骨，带着绒毛，内含血液，叫鹿茸。鹿茸（代）是名贵滋补中药。《本草纲目》中提到鹿茸可："生精补髓，养血益阳，强健筋骨。治一切虚损，耳聋，目暗，眩晕，虚痢。"从这里我们也可看出，鹿茸（代）的保健功效很高。

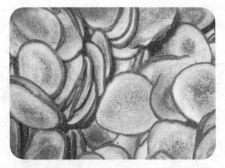

鹿茸

过去医家谈及鹿茸入药、祛病时，通常将其研成粉末，现在多将鹿茸（代）作为日常保健之品，将其放到肉汤中一同炖，对于先天和后天的保养都是非常有好处的。在寒冷的冬季，服用适量鹿茸（代）汤是最好的滋补方法。劳累过度后出现腰膝酸软、浑身无力、血虚眩晕等症时，适当喝些鹿茸汤如同"雪中送炭"一般。

但是要注意，鹿茸（代）虽然有很多好处，但性大温，适合体质虚寒者食用，体质偏热者不宜服用。

❀ 何首乌

何首乌味苦、甘、涩，性温，归肝、心、肾经。《本草纲目》中提到，何首乌可"养血益肝，固精益肾，健筋骨，是滋补之良药，不寒不燥，功在地黄、天门冬诸药之上。"并且还提到何首乌"可止心痛，益血气，黑髭发，悦颜色。"何首乌具有非常好的益精血、补肝肾之功，经常

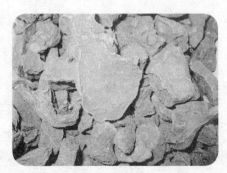

何首乌

服用，人的气血则充盈、面色红润，容光焕发。面色无华、面色萎黄的血虚患者，可常服制首乌，能够久驻容颜。

如今，很多人由于专心于工作、学习，经常食欲不佳，甚至头昏脑涨，此时可以冲少许何首乌粉喝，几分钟之后就会觉得精神倍增，再进行工作、学习时效率也会提高不少，因此，大家不妨在办公桌上备些何首乌粉，头晕的时候冲上一两勺。

❀ 桑椹

桑椹也叫桑果，既能够直接食用，也可入药。中医学认为，桑椹味甘酸，性微寒，入心、肝、肾经，可补血滋阴、固精益肾、生津止渴、润肠等，适合肝肾阴虚、精血亏损、肠燥便秘等证。

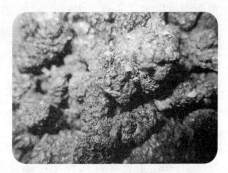

桑　椹

取新鲜桑椹，搅成汁液，之后熬成稀膏，加入300克蜂蜜，继续熬至黏稠，装进罐子中，放到冰箱中冷藏，每天吃1小勺。此方能够滋养肝肾、补益阴血，适合肝肾阴虚导致的头晕目眩、心悸失眠等症。

或是将新鲜熟透的桑椹放到米酒里面泡一两个月，每天喝1小杯，能够治疗贫血、关节炎。但是要注意，桑椹性寒，所以，脾胃虚寒、大便溏稀者慎食。

❀ 胎盘

胎盘也叫紫河车。中医学认为，胎盘味甘、咸，能入肺、心、肾，具有补肾益精、益气养血之功。《日用本草》中说胎盘可"治男女一切虚损劳极、癫痫、失志恍惚。安心养血，益气补精。"

胎盘既能够补阳补气，又能够补阴补血，是补肾益精的佳品，气血亏损、阴阳两虚者皆可服用，适用于各类肾虚证。可将胎盘研成细末后吞服，也可将新鲜胎盘水煮后食用。

胎盘虽然为治疗虚损劳伤之佳品，但不能擅自妄食。病妇胎盘、霉烂胎盘、不洁胎盘皆不宜食用。

❀ 阿胶

阿胶是驴皮漂泡去毛后熬成的胶块，它是传统中药，载于《神农本草经》。阿胶性甘、平，可入肺经、肝经、肾经。入肺则润燥，入肝则补血，入肾则滋阴填精，有滋阴润肺、补血止血、填精补肾、定痛安胎之功，对于吐血、便血、崩漏、阴虚咳嗽、阴虚发热等症均有不错的疗效。

有些女性在经期过后，会因为经期失血而面色发黄、头晕乏力；有的女性体质虚弱、月经失调、经量少、经色淡，此皆为虚证，可通过服用阿胶调养。但是，部分女性服用阿胶后，不但没能改善原有症状，还出现腹胀不适，因为阿胶为滋腻之品，不易消化，最好同其他中药配合使用。

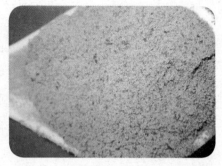

阿 胶

多数血虚女性伴随着气虚症状，如气色差、疲倦乏力、易出汗等。所以，补血时还应注意补气，可增强疗效，可同黄芪、党参等补气药同用；也可以将阿胶、黄芪、红糖、糯米一同熬粥食用。

对于腰酸、怕冷、耳鸣、阴虚肾亏的女性来说，可以为自己做些芝麻核桃阿胶膏。具体做法为：取阿胶砸碎，之后放到黄酒中浸泡1周左右，等到阿胶呈海绵状后加少许水炖化，取黑芝麻、核桃、冰糖各适量放入其中，一同蒸1小时左右，蒸的过程中不停搅拌，冷却之后即为冻膏。每天早、晚分别吃一两匙，用温开水冲服，效果很好。

但是要注意：感冒、咳嗽、腹泻、月经来潮时不宜服用阿胶，应等到病愈或经停后继续服用。消化不良、出血带瘀滞者不宜服用阿胶。此外，服用阿胶的时候还应当忌口，如萝卜、浓茶等。

❀ 熟地黄

熟地黄也叫熟地，是生地黄的炮制加工品。中医学认为，熟地黄味甘，性微温，入肝经和肾经。具有滋阴补血、益精生髓之功，为滋补肝肾和阴血之佳品。

《本草纲目》中说熟地黄可"填骨髓，生精血，补五脏、通血脉，利耳目，黑须发。"治疗"男子五劳七伤，女子伤中胞漏，经候不调，胎产百病。"所以，熟地黄对于血虚萎黄、肝肾阴虚、经血亏虚均有疗效。

熟地黄可单用，也可同当归一起炖鸡肉，对于血虚证、月经不调均有很好的疗效。将熟地黄和枸杞子一同放入白酒中泡药酒，能够补精血，治疗健忘、脱发等。熟地黄泡酒时，熟地黄和枸杞子的比例为2：1，切碎之后放到纱布中，扎紧口之后泡到1000毫升白酒中，每天振摇1次，1周之后改成每周振摇1次，20天之后就可以喝了。喝完后，药渣可再加500毫升白酒，15天之后可直接饮用，每天喝1小杯即可。

❀ 当归

中医学认为，当归性温，味甘、微辛，气味浓郁，可入心、肝、脾三经，能够补血调经、活血止痛、润肠通便。由于精血同源，因此，肾精不足、肾血虚者皆可服当归，每次服6～12克即可。

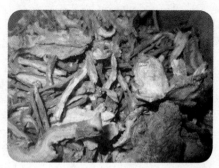

当　归

中医方剂中，大都添加了当归。妇产科名方——四物汤即为当归、熟地黄、白芍、川芎配伍而成，具有非常好的益血、和血、镇痛之功，出现月经不调、脐腹疼痛、腰腿酸痛等症即可服用此方加减方剂。

滋补肾阴药，肾阴虚女性的首选药

肾阴虚为肾阴液不足引发的症状，多因久病伤肾、禀赋不足、房事过度、服温燥劫阴之品所致。下面就来为肾阴虚的女性朋友们推荐几种常见的用于治疗肾阴虚的中草药。

❀ 黄精

黄精也叫老虎姜、鸡头参。黄精喜欢阴湿气候，因此它是非常好的补阴中药。黄精性平味甘，能够入肺经、脾经和肾经，不但能够养阴，还能补气。常用于治疗脾胃虚弱、身体乏力、口干食少、肺虚燥咳、精血不足、内热消渴等。可取黄精煎汁，之后将粳米放到黄精汁中熬煮至熟，此粥能够滋养脾肺。

黄精性质平和，作用缓慢，因此需要长期服用才能看出效果。但是要注意，痰湿严重、阳虚便溏者不宜服用。

❀ 石斛

石斛是非常重要的药材，性微寒，味甘，可入胃经、肺经、肾经，因此，《本草思辨录》中认为："石斛，为肾药，为肺药，为肠胃药。"《本草纲目》里面提到："石斛能强阴益精，轻身延年。"从这里我们也能看出，石斛既能够治病，还可补益，能够益胃生津、益肾滋阴、清解

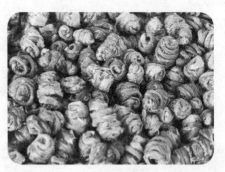

石斛

蓄热。很多古代医书典籍之中都有关于石斛的记载，心、肝、脾、肺、肾五脏病症皆可用石斛治疗。

❀ 女贞子

女贞子味甘、苦，性凉，可入肝经和肾经，有滋补肝肾、滋阴血、清虚热、乌发明目之功。虽然女贞子补阴效果比不上熟地黄，但是能够补而不腻，补中有清，因此是滋补肾阴的常用药，适用于肾阴虚、肝肾阴虚、阴虚内热等证。女贞子性凉，因此脾胃虚寒、泄泻的女性要忌服。

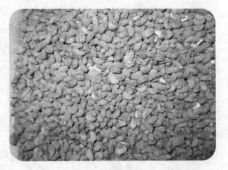

女贞子

女贞子可煎汤，可泡酒，也可制成药膏服用。

想美容的女性，可用女贞子泡酒喝，具体做法：取200克女贞子和500毫升低度白酒。把女贞子清洗干净后，蒸熟，晒干，放到低度白酒里面，盖好盖子

密封，每天振摇1次，1周之后服用。每天喝1～2次，每次喝1小杯，能够补益肝肾、抗衰祛斑。

❀ 枸杞子

枸杞子是常见的补肝益肾中药，性味甘、平，归肝、肾、肺经，擅长补肾益精，养肝明目，是延年益寿的佳品。枸杞子常用在肾阴虚、肝肾阴虚、阴虚雀目、消渴证。

感到阴气不足时可泡上一杯枸杞茶，可与五味子等份泡茶。将五味子和枸杞子研磨成粗末，每次取9～15克，适合不能适应夏季气候炎热的女性。

给大家介绍一种古人应用的长寿枸杞方——金髓煎。

购买优质枸杞子，放到坛子中，倒入适量高粱酒，密封2个月之后取出枸杞子，放到盆中捣烂，过滤，取汁，将枸杞汁同泡枸杞子的酒一同放到锅中，开小火熬，熬的过程中不断搅动，当锅中的液体黏稠至一定程度时关火，冷却后放入干净的瓶子中，每天早、晚分别取2大勺，兑到加热的酒中，搅拌均匀后服用，坚持服用15天左右就能够体会到身体发生的变化。

❀ 玉竹

玉竹是滋阴药材，可治疗热病伤阴、咳嗽烦渴、劳虚发热、消谷易饥、尿频等证。玉竹的寒、热、平、凉、温性并非取决于它所能治疗疾病之特性，而取决于它的生长环境。

玉竹补而不腻，不寒不燥，因此能够补益五脏、滋养气血、平补而润，还可祛除风热，有滋养肾精、强心之功。

玉竹味道甘甜，适合养阴，可煎汤、泡茶、熬粥或做菜，长期食用也不会损伤脾胃，并且对肺阴虚引发的干咳少痰、津少口渴等证均有较好的疗效。

❀ 墨旱莲

墨旱莲也叫金陵草、莲子草。墨旱莲性寒，味甘、酸，能够入肾经和肝经。墨旱莲是中医常用的养肝益肾、凉血止血药物。能够治疗肝肾阴虚引发的头晕目眩、牙齿松动、腰背酸痛、下肢痿软、血热等症。

墨旱莲在中医美容古方里面使用频率非常高，是乌须黑发、生长毛发之品。墨旱莲可内服，也可同其他中药配伍成汤剂、散剂、丸剂、膏剂。

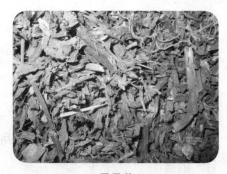

墨旱莲

❀ 天冬

天冬也叫天门冬，味甘、苦，性寒，可入肺经和肾经，有养阴润燥、清热降火、清肺生津之功，临床上常用此药治疗肺燥干咳、顿咳痰黏、咽干口渴、肠燥便秘等证。

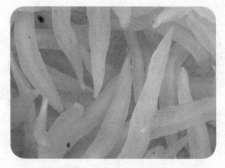

天 冬

天冬还具有非常好的美容之功，《名医别录》里面提到，天冬能够"养肌肤，益气力。"《滇南本草》之中说其可"补肺，润皮毛，悦颜色……久服能够乌须黑发，面似童色。"都证明天冬的确有美容之功。

天冬可内服，也可外用。内服可煎汤；外用可将鲜品捣烂外敷，或是研磨成干粉，用蜜调和后涂抹。但是要注意，脾胃虚寒、食少便溏的女性忌服。

❀ 麦冬

麦冬也叫麦门冬，味甘、微苦，性微寒，能够入心经、肺经和胃经，具有养阴润燥、生津止渴之功，还可清心除烦、延年益寿。

取等量天冬和麦冬煎浓汁，之后放入等量蜂蜜煎沸，每次吃1勺即可，适用于肺热或肺痨咳嗽。

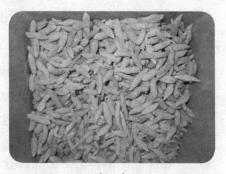

麦 冬

补益肾气药，帮助女性远离肾虚

何为肾虚在前面已经有详述，在此节主要为肾虚的女性朋友们介绍几种补益肾气的中药，以改善肾虚。

续断

续断也叫川断，有续折伤、续筋骨之功，中医学认为，肾主骨，因此它具有补肝肾、强筋骨、止血安胎、续折伤之功。主要用于治疗骨折肿痛、肝肾虚流产先兆、月经过多，为伤科、妇科、补肾之良药。

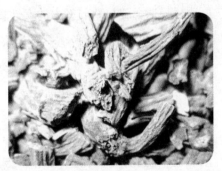

续 断

狗脊

狗脊是蕨科植物金毛狗脊的干燥根茎，由于根茎表面附着光亮金黄色长柔毛，像狗的脊背，因此被称作"金毛狗脊"。具有补肝肾、强筋骨、健腰膝、祛风湿、利关节之功，尤其是补肝肾、强筋骨、祛风湿效果突出。所以，对于30—40岁的女性来说，出现肝肾不足、筋骨不利、腰膝酸痛、下肢无力、尿频、崩漏、白带过多等症都可通过服用狗脊改善。

取鹿茸100克，白蔹、狗脊各50克，三种药一同研成粉末，过筛，之后用艾叶煎醋汁，调和成糯米糊，制成梧桐子大小的药丸，每次服50丸，清晨空腹用黄酒送服。可治疗女性腹部虚寒，带下纯白等。

❀ 菟丝子

菟丝子能够入药，性温，味甘，归肝经、脾经、肾经。有补养肝肾、益精明目、健脾止泻、延年益寿之功。菟丝子不温不燥、补而不腻，是平补阴阳的药物。

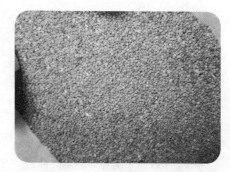

菟丝子

菟丝子可熬粥，可泡茶，也可外用，下面先来为大家介绍一款菟丝子粥：取菟丝子60克，粳米100克，白糖适量。将菟丝子研碎，放到砂锅里面，倒入适量清水，开小火煎20分钟左右，过滤留汁，倒入粳米，加入适量清水、白糖，继续开小火熬煮成粥即可。这款粥可补肾益精、养肝明目，适合腿足软弱无力的女性食用。

脑力劳动者可用菟丝子泡茶饮，每次取10克左右，清洗干净后捣碎，加入适量红糖，有养肝明目、延年益寿之功。

❀ 山茱萸

山茱萸的补力平和，壮阳而不助火，滋阴而不腻膈，收敛而不留邪，被历代医家喜用。张仲景以山茱萸为君药制造了金匮肾气丸，有补益肝肾、涩精敛汗之功，为肝肾虚损常用药。

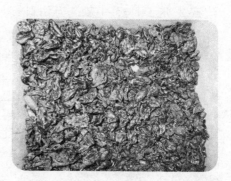

山茱萸

取山茱萸、防风、黄芪各9克，用水煎服即可治愈自汗和盗汗。

❀ 核桃仁

核桃仁是核桃种仁，性味甘平、温润，可补益肾气、滋阴润燥，是滋补强壮之品。久服核桃仁能够轻身益气、延年益寿。将核桃去壳后，留住外层黄皮，空腹吃核桃仁能固精。

核桃仁还是乌发养颜、润肤防衰之佳品，具有强肾养血之功，因此，长期服用核桃仁能够让头发乌黑亮泽，有非常好的治疗头发早白、发枯之功。

将核桃仁碾碎后同黑芝麻糊混合服食，长期坚持，能够让须发乌黑亮泽。将核桃仁去壳后食用，细嚼慢咽吃2个月左右，就能够收获意想不到的效果。

并且，还可用核桃仁加盐煮水，喝水吃渣，能够治疗肾虚腰痛、健忘耳鸣等症；核桃仁同薏苡仁、栗子一同熬粥食用，可治尿频、便溏、五更泻等；核桃仁同芝麻、莲子一同食用，可补心健脑、治疗盗汗；生吃核桃仁、龙眼肉、山楂，可改善心脏功能。

❀ 杜仲

杜仲为中医传统药材，味甘，性温，归肝经和肾经。《本草纲目》中说杜仲："能入肝，补中益精气，坚筋骨，强志，治肾虚腰痛，久服，轻身耐老。"由此我们也能看出，杜仲能够补肝肾、强筋骨。

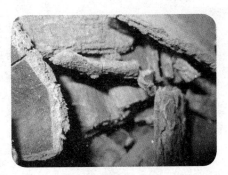

杜仲

杜仲除了能够补肾虚，还可治疗高血压，因此对于肾虚型高血压患者来说，只有肝肾功能健康，血压才有可能降下去。

❀ 益智仁

益智仁气味辛热，可燥脾温胃，敛脾气逆，藏纳归源，因此得名补命之剂。益智仁可温脾、暖肾、固气。

对于处在更年期的女性来说，喝益智仁粥能够治愈更年期综合征，具体做法：取益智仁5克，糯米50克，少量细盐。将益智仁研成细末，之后用糯米熬粥，调入益智仁末，加少量细盐，熬煮至粥黏稠即可关火，当早、晚餐服用。但是要注意，阴虚火旺者不宜服用。

❀ 覆盆子

覆盆子味甘、酸，性平，可入肝经和肾经，能够补肝肾、缩小便、明目等。女性生产前2个月可以用覆盆子泡茶饮用，可调整子宫肌肉松紧度，增强盆骨力量，帮助分娩。女性生产过后，还可继续饮用覆盆子茶叶，以促进子宫恢复和乳汁分泌。

覆盆子可单泡，不宜与其他花茶同泡，女性喝覆盆子茶不宜过浓，因为覆盆子茶会增强子宫收缩，进而影响女性生殖系统，冲泡的过程应尽量淡些，也不宜常饮。

❀ 五味子

五味子被列为上品，它皮肉酸甘，核中辛苦，有咸味，辛甘酸苦咸五味皆备，因而得名。药王孙思邈曾说过，常服五味子可补五脏之气，女皇武则天也曾用五味子来延寿。

五味子性温、味酸，归肺经、心经、肾经，有敛肺止咳、补肾宁心、益气生津

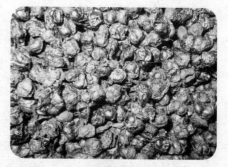

五味子

之功，能够治疗肺虚咳嗽、自汗盗汗、久泻久痢等症。五味子有南北之分，南五味子红，北五味子黑，入滋补药，以北五味子为宜。

还可自制五味子膏，具体做法：取五味子250克，加适量清水，煎汁，浓缩成稀膏，调入等量蜂蜜，用小火煎沸，冷却后即可服用，宜空腹食用，每次吃1～2匙。剩下的放到冰箱中冷藏，什么时候吃什么时候取出来。此膏具有非常好的补气敛肺、祛痰止咳、补肾涩精之功。

❀ 牛膝

牛膝味甘，具有活血通经、补肝肾、强筋骨、利水通淋、引血下行之功，可治肝阳眩晕、腰膝酸软、筋骨无力、小便不利、牙龈肿痛等症。

牛膝有怀牛膝、川牛膝之分，两者功效相似，但怀牛膝偏于补肝肾、强筋骨，

川牛膝偏于活血祛瘀。还有一种土牛膝，性味、功效和牛膝相似，长于清热利咽、活血通淋。适应证：咽喉肿痛、白喉、口舌生疮、痈肿丹毒等症。但是要注意，中气下陷、脾虚泄泻、月经过多、孕妇忌服。

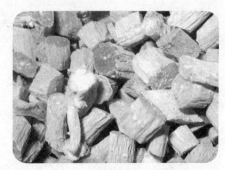

怀牛膝

人参

人参为草药之王，《本草纲目》中说其："味道甘微苦而性温，入脾、肺经。具补益强壮，补气固脱，补肺健脾之功

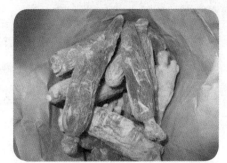

人　参

效。"现在很多女性由于生活、工作压力大，经常处在疲劳状态，因而元气大伤。主要症状：全身乏力、食欲下降、泄泻、气喘、多痰、失眠等，因此，补元气就显得非常重要，而人参就是补元气的佳品。

人参可炖服：将人参切成2厘米长薄片，放到瓷碗中，加足水，密封，之后放到锅中蒸炖4～5小时即可；或是直接取2～3片人参放到口中细嚼；或是直接用人参片泡水、酒，或平时炖肉时放到汤中一起炖。

但是要注意，人参不能久服，每10天为1个疗程，每天服1～3克，连服10天后停服1周，之后继续服10天，反复进行。

温补肾阳药，肾阳虚女性应选它

肾阳虚即肾阳气虚衰，为肾阳气衰竭之症。主要诱因为久病不愈、房事过度等，主要表现为腰膝酸软，畏寒肢冷，特别是下肢冷，头晕目眩，精神萎靡，面色苍白，舌苔淡白，脉沉弱，女性宫寒不孕，大便久泻不止，完谷不化，水肿等。下面就来为肾阳虚女性介绍几种可温补肾阳的中药。

❀ 肉桂

肉桂也叫玉桂、桂皮，中医学认为，肉桂味辛、甘，性大热，能够入肾经、脾经、心经、肝经，有温中补阳、祛风健胃、活血祛瘀、散寒止痛之功，适合脾肾亏虚引发的畏寒肤冷、遗尿、尿频、虚寒吐泻、食少便溏、虚寒闭经、痛经等。

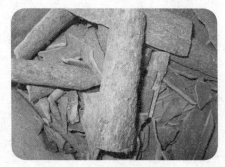

肉 桂

《本草经疏》里面提到："桂枝、桂心、肉桂，夫五味辛甘发散为阳，四气热亦阳；味纯阳，故能散风寒；自内充外，故能实表；辛以散之，热以行之，甘以和之，故能入血行血，润肾燥。"

若出现胸满、饮食不易消化等，可熬些肉桂粥，具体做法：取肉桂、茯苓各2克，桑白皮3克，用水煎汁，加入50克大米熬成稀饭，可作早餐食用，每天吃一次，能够温阳化饮、提升食欲。

或是取羊肉清洗干净，之后切成块状，倒入适量清水煮沸，加入适量胡椒、姜末、食盐、黄酒，熬炖至羊肉熟烂，挑去药包，加入适量葱花、味精、香菜，继续煮一会儿即可。此汤能够健脾温肾，治疗脾肾阳虚引发的四肢不温、纳差食少、腰膝酸软、脘腹冷痛等症。

❀ 蛇床子

蛇床子味辛、苦，性温，有小毒，可入肾经和脾经，能够温补肾阳、燥湿止痒、杀虫，多用于治疗肾阳虚引发的腰痛、白带、阴痒等，每次煎服6~12克，可用蛇床子煎汁或坐浴，但阴虚火旺的女性忌用。

《本草疏经》里面提到："蛇床子，盖以舌能除湿，温能散寒，辛能润肾，甘能益脾，故能除女人男子一切虚寒湿所生病。"

🌸 巴戟天

巴戟天味辛、甘，性微温，可归肾经和肝经，能够补肾助阳、祛风、强筋健骨，还可治疗宫冷不孕、月经不调、少腹冷痛、风湿麻痹、筋骨痿软等证。

取巴戟天和等量怀牛膝泡到10倍白酒里面，每次喝1～2小杯，能够治疗肾阳虚、腰膝酸软、下肢无力等症。

🌸 附子

附子为毛茛科植物乌头的子根，根据加工方法可分成盐附子、黑顺片、白附片，性辛味甘、大热、有毒，归心经和肾经，有回阳救逆、补火助阳、散寒止痛的功效。

附子理中汤、桂附地黄丸、四逆汤等皆为以附子为主的名方。伤寒温补名医补晓岚先生就擅长用附子治病，他在重庆行医时每天都会煮2锅附子作主药治病，阳虚患者经他简单望闻问切后，无论哪种病，服用此汤都有不错的效果。

云南、四川有道名菜——附子炖狗肉，是冬季待客之佳肴。但是要注意，口干舌燥、舌体发红者，也就是体内有热者不宜食用，因为附子、狗肉都是大热之品，阳虚者吃顿附子炖狗肉会觉得很舒服，养生又治病。名方附子理中丸适合手足冰凉、四肢不温、腹泻胃寒等脾阳不足女性服用。

🌸 肉苁蓉

肉苁蓉性温，味甘酸咸，可入肾经和大肠经，入肾能够补肾壮阳、益精补血；入大肠能够润燥通便，温而不燥，滋而不腻，可补阴也可补阳，为补肾、益寿之佳品。

将肉苁蓉同紫河车、韭菜子、山药、栗子同食补益功效更好，此药煎汤、煎膏、泡酒、熬粥均可。

取肉苁蓉30克，鹿角胶5克，羊肉100克，粳米150克。先用肉苁蓉煎汁，羊肉清洗干净后切成小块，同粳米一起熬粥，将熟时放鹿角胶，继续熬至粥熟。此粥适合肾虚、女性宫寒不孕症。

取肉苁蓉15克，火麻仁30克，沉香6克。将肉苁蓉、火麻仁煎汁，沉香后下，之后调入等量蜂蜜，搅拌均匀，煮沸后收膏，每次吃一两勺即可，非常适合便秘腹胀的女性食用。

蛤蚧

蛤蚧性温，味咸、平，有小毒，能够入肺经和肾经，可补肾助阳、补肺纳气、定喘止咳，为肺肾双补之药。适应证：肺肾亏损、肾不纳气、肾虚精亏等症。

补骨脂

补骨脂是豆科植物补骨脂成熟种子，性大温，味辛、苦，归肾经和脾经，能够补肾壮阳、温脾止泻。

但是补骨脂性温燥，对胃有刺激，久服容易口干舌燥、咽喉干痛，所以，阴虚火旺、胃病患者要慎用。

清泻肾火药，专治阴虚火旺型肾虚

地骨皮

地骨皮即枸杞根皮，味甘、微苦，性寒，归肺经、肝经、肾经，药性平和，润而不滞，用于清热除蒸、泻肾火、育真阴、清退虚热但不伤元阳，阴虚发热、虚劳骨蒸者皆可服用。

地骨皮可治疗骨蒸肌热，解除虚热烦躁，生津液。阴虚燥热者可取地骨皮50克，防风50克，甘草25克，一同煎汁后去渣，温服。

并且，喝地骨皮水能够明显抑制高血糖，而不引发低血糖。地骨皮为降血糖之佳品，因此只适合控制高血糖，不宜将其当成恢复糖尿病的药物。要注意，表证未解的患者不宜服用，防止引邪入里。

❀ 玄参

玄参味甘、咸、微苦，性寒，可归肺经、胃经、肾经，有清热凉血、泻火解毒、滋阴润燥之功，还能够壮肾水，进而抑制虚火，清上彻下，是清热养阴、凉血解毒的商品，虚热、实热都可用此药。

用玄参和绿茶泡水可滋阴降火、除烦解毒。适应证：烦渴、便秘、咽喉肿痛、皮肤炎症等。此茶能够滋阴养血，常饮对身体健康有益。

将玄参、天冬、麦冬各30克，研磨成末后加适量蜂蜜调和成小药丸，含在口中可滋阴降火，治疗阴虚火旺引发的口舌生疮效果非常好。

治疗咽喉肿痛、白喉属热毒者，可与连翘、黄芩、生地黄、麦冬同用；阴虚者，可配合生地黄、麦冬、浙贝母同用；风热者，可配合牛蒡子、桔梗、薄荷同用。治疗痈疮肿毒时，可同金银花、紫花地丁、连翘等同用。治疗脱疽时，可同金银花、当归、甘草配合使用；治疗痰火结核、瘰疬时，可同牡蛎、浙贝母同用。

在清泻肾火的中药里，玄参和生地黄功效相似，都可清热凉血、养阴生津，但玄参泻火解毒功效较强，多用在咽喉肿痛、痰火瘰疬等证；生地黄清热凉血力度较大，多用在血热出血、内热消渴等证。但是要注意，玄参性寒、滋腻，所以脾胃虚寒、食少便溏者应避免服用。

❀ 牡丹皮

牡丹皮即为牡丹干燥之根皮。其性凉，味苦、辛，有清热、凉血、和血、清瘀之功，适合各种血热证和热毒证、瘀血证，擅长泻阴中之火，可治肝肾阴虚地热、无汗骨蒸。

《本草经疏》里面提到牡丹皮"味苦而微辛，其气寒而无毒，辛以散结聚，苦寒除血热，入血分，凉血热之要药也。"

牡丹皮有清血、活血之功，因此能够凉血散瘀，若同生地黄配伍，可使热退而阴回，肾虚内热者服用效果更佳；同栀子配合，可清肝泄热；同赤芍、核桃仁配合，可活血散瘀；同侧柏叶、鲜茅根配合，能够凉血止血。

牡丹皮能够清营血实热，还可治疗阴虚发热，清血分实热，常和鲜生地黄、赤芍等同用；治虚热，通常和生地黄、知母、青蒿、鳖甲等同用；治疗血热妄行，同鲜茅根、侧柏叶、栀子配伍。

经闭、损伤等都会出现气血瘀滞，会因为络道瘀阻，而出现疼痛，牡丹皮可活血散瘀，能够让瘀滞散去，畅通气血，缓解疼痛，常与当归、赤芍、桃仁、红花等同用。

但是要注意，脾胃虚寒泄泻者不宜使用。

❀ 生地黄

生地黄也叫干地黄，味甘、苦，性寒，可入心经、肝经和肾经，有清热、生津、滋阴、养血之功，既能够祛邪，还可扶正气。《饮膳正要》里面提到生地黄可："补精髓，壮筋骨，和血气，延年益寿。"凡是血分有热及诸脏津伤阴不足的女性都可服用生地黄。

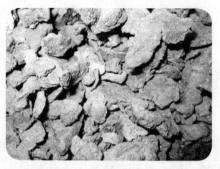
生地黄

很多方剂之中都添加了生地黄这味药，如清营汤，能够治疗高热、口渴、舌红绛等温热病；六味地黄丸，能够治疗阴虚火旺引发的口干口渴、头晕目眩，两个方剂之中都添加有生地黄。

肾虚型骨质疏松的女性可吃些生地黄鸡，具体做法：取乌骨鸡1只，生地黄250克，麦芽糖150克，将鸡清理干净，生地黄清洗干净后切成细条状，之后把生地黄、麦芽糖混合，塞到鸡腹中，用棉线扎紧，之后将鸡放进瓷锅里面开小火炖熟即可。喝汤吃肉，有添精补髓、益肾滋阴之功。

❀ 黄柏

黄柏性寒，味苦，归肾经、膀胱经和大肠经，有清热燥湿、泻火解毒、退热除蒸之功。用于清热燥湿解毒时应生用；泻

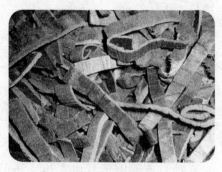
黄柏

火除蒸退热时用盐水炙用；止血时炒炭用。

（1）取丹参30克，黄柏10克，白酒500毫升，丹参泡到白酒里面，1周后服用，每天服20～30毫升，每天喝2～3次，能够清热凉血活血。

（2）取黄柏10克，绿豆250克，少量白糖，黄柏煎汁后去渣，倒入绿豆汤熬至熟烂，加入白糖，凉服。有清利湿热、泻火解毒之功。但是要注意，黄柏为苦寒之品，易损伤胃气，所以脾胃虚寒的女性朋友忌用。

❀ 知母

知母味苦、甘，性寒，归肺经、胃经、肾经，能够清热泻火、生津润燥。适应证：外感热病、高热烦渴、肺热燥咳、骨蒸潮热、内热消渴、肠燥便秘。

出现阴虚火旺、骨蒸潮热、盗汗、心烦等证，可与黄柏同用，配合养阴药，能够加强滋阴降火之功。但是要注意，脾胃虚寒、大便溏泻者不宜服用。

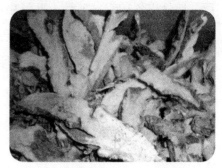

知 母

❀ 鳖甲

鳖甲味咸，性微寒，可归肝经、肾经，能够滋阴潜阳、软坚散结、退热除蒸。适应证：阴虚发热、劳热骨蒸、虚风内动、经闭、久疟等证。但是注意，脾胃虚寒者慎用。

鳖甲丹参饮，即用鳖甲、丹参各15克，金钱草30克，大枣10枚，一同煎汁。

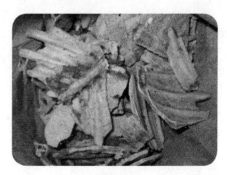

鳖 甲

此方剂之中，鳖甲可软坚散结，丹参可活血化瘀，金钱草可清热利湿，大枣可补脾养血，适合慢性病毒性肝炎、胁肋胀痛、肝大等患者服用。

❀ 龟甲

龟甲味甘，性微寒，可归肝经、肾经和心经，有滋阴抑阳、益肾健骨、固经止血、养血补心之功，多用在肝肾阴虚、肝阳上亢、真阴亏耗、虚风内动、骨蒸潮热等证。

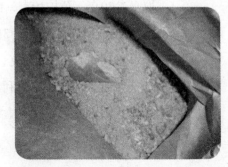

龟 甲

取龟甲、生地黄、熟地黄各15克，白薇、地骨皮各10克，煎汁。此汤中的生地黄和熟地黄可滋养肝肾之阴，龟甲可滋阴抑阳，白薇、地骨皮可清虚热。非常适合阴虚发热、潮热骨蒸、盗汗的女性服用。

第 7 章

按摩，女性的养肾大法

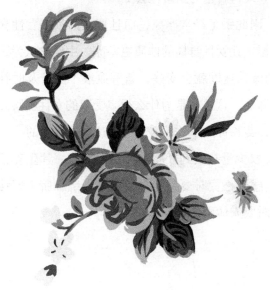

神阙、关元穴，润唇少不了

女性关注最多的就是自己的身材、容貌。真正爱美的女性除了会将注意力集中在身材和皮肤上之外，还会关注自己的双唇，性感、红润、靓丽的双唇会让女性看起来更有魅力。但是很多女性的双唇却要么干裂，要么黯紫，没有什么光泽，手足经常是冰凉的，遇到寒冷天气，唇色的黯紫色会更深。

很多女性属于先天偏寒体质，因此手足经常冰凉，而且现在的很多女性喜欢穿流行的露脐装、低腰裤、超短裙，让女性身体的体质更寒凉。中医学认为，寒主凝滞，体内寒性太重，血液的流动速度就会变慢，新鲜血液不能被及时补充，因而我们便会看到黯红色的静脉血，这也就是为什么很多受寒的女性嘴唇发黑发黯。想驱寒，应当从温阳入手，艾灸神阙、关元穴就能够达到这个目的。

神阙穴位于肚脐眼处，我们可取少量盐放到肚脐中，在上面放一片生姜，之后放入艾绒，点燃，应当注意，感到很烫时要将姜片拿下来，绕肚脐来回移动，睡觉以前进行艾灸，因为这个时候人体阳气最少。

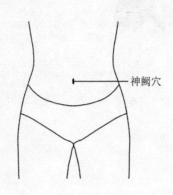

神阙穴

关元穴位于肚脐正下方4横指处，每天艾灸10分钟，隔姜艾灸，或是直接用艾灸条艾灸。除了艾灸神阙穴和关元穴，还可刺激血海穴，能够活血化瘀，可用拇指按摩此穴至疼痛感消失。

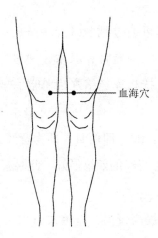

——血海穴

此外，属于寒性体质的女性应当多晒太阳、多运动，做好保暖工作，平时多吃些温热性质的植物，如牛肉、韭菜、生姜等。

肾经，关乎女性健康和幸福的重要经络

肾经通常指足少阴肾经，起于小趾下，斜在足心（涌泉），出于舟骨粗隆下，沿着内踝后进到足跟，之后向上行于小腿内侧，出在腘内侧，向上经过大腿内侧后缘，通向脊柱，络属肾，与膀胱相连。还出于前（中极，属任脉），沿着腹部的中线旁开0.5寸、胸中线旁开2寸，至锁骨下缘（俞府）。肾经直行支脉，向上经过肝、横膈，入肺中，沿喉咙挟于舌根两侧。肺部的支脉由肺而出，络心脏，流注于胸，和手厥阴心包经相连。

由经络循行路线我们能看出，虽然肾经穴位较少，只有27个，但它却同肾、膀胱、肝、肺、心脏相关联，是同人体脏腑器官联系最多的经脉。

一旦肾经出了问题，人就会表现出口干、烦热、咽喉肿痛、心烦、容易受惊吓，此外，还会出现心胸痛，腰、脊、下肢无力或肌肉萎缩麻木，足底出现热、痛等症。

针对上述症状，我们可通过刺激肾经缓解：一种方法为沿肾经循行线来刺激，因为肾经会与多种脏腑器官相联系，通过刺激肾经就能够疏通经络上的不平之气，还可调节安抚相连经络之内脏器官。或者选择肾经上的重要穴位来刺激。

每天的下午5：00～7：00，即酉时，即为肾经当令之时，这个时候的肾经最旺盛，所以这个时候按摩肾经的效果最好。此时服用中药补肾的效果也是非常好的。

此时如果经常低热要提高警惕，以免大伤元气。对于女性来说，此时夫妻性生活应当有节制，以免损耗肾精，伤元气。

按摩肾经的时候，最好同时按摩心经。肾经叫足少阴肾经，心经叫手少阴心经。在胳膊上的叫心经，属火；在腿上叫肾经，属水。心肾相同，因此，心经和肾经同时按摩保健效果最好。

如果出现肾虚，虚火就会上升，为了避免心火过盛，应当增加肾水，因此这两条经应当同时调节。

交信穴，解决女性月经淋漓

月经为女孩向女人转变的重要标志，很多女性到了月经来潮之时都会心烦，若月经淋漓不尽、连绵不绝，还可能寝食难安。此时女性必须关注自己的身体状况，看看究竟哪儿出了问题。

中医学认为，肾有肾阳、肾阴之分，为人体阴阳之根本，肾依靠肾之阴阳来协调，子宫是生殖系统孕育下一代的重要器官。子宫内膜脱落即为月经，是肾发挥定期藏泻，和月经交替产生并排出卵子之功，也为肾藏泻之功。因此，月经淋漓不尽，实际上就是肾"失职"的表现，为藏泻失常导致的。

为什么会出现月经淋漓不尽呢？因为现在有很多女性，上有老、下有小，在家做贤妻良母，在外做女强人，为了充实自己，经常忙着工作，省吃俭用补贴家用，正餐时间吃些快餐等；为了让自己的工作更加出色，经常没日没夜地工作，长时间待在电脑前；为了缓解压力、负面情绪，烟酒也已成为女性的嗜好……上述生活里的不良因素会不断吞噬这些女性的肾精，使得他们的肾没有力气调理好自己的职能，出现只泻不藏的病理症状，导致月经淋漓不尽。

既然肾会导致月经淋漓不尽，我们可以调理肾治疗月经淋漓不尽。有个非常简单的方法，即点按交信穴。交信穴位于小腿内侧，太溪直上2寸，复溜前0.5寸，胫骨内侧缘后方。

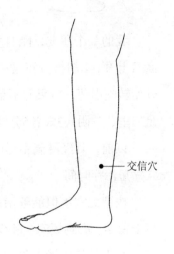

交信穴

交信穴为肾经上的重要穴位，治疗月经淋漓不尽有非常好的效果，从经络循行的角度上看，交信穴是阴跷脉郄穴，它能够使阴跷脉气血通过郄从内向外和脾经气血连通，并且此穴位置非常深，为内外气血相互流通、交换信息的重要部位，还能够反映人体深部气血阴阳状况。

每天点按交信穴2次，每次15分钟，不但能够调补肾经，祛除月经淋漓不尽，还能够起到补养脾经之功，依靠脾的后天运化功能逐渐恢复月经淋漓不尽耗费的气血。酉时点按交信穴的效果更佳，因为酉时肾经当令，经络气血此时会流通至肾经。

还可以配合阴谷穴一起按摩，效果更佳。阴谷穴位于腘窝内侧，屈膝时半腱肌肌腱和半膜肌肌腱间。阴谷穴为肾经合穴，即肾经经气回合之地，调节月经淋漓的时候，可以同交信穴相辅相成。临床上经常配合此穴治疗更年期综合征，治疗的效果也非常显著。气血亏损的女性，可以将足三里、三阴交穴作为点按交信穴配穴来增强补充气血。

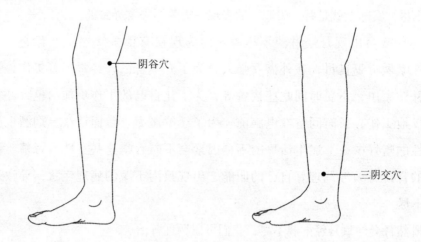

阴谷穴

三阴交穴

我的一个朋友，刚31岁，从1年前开始月经淋漓不尽，做性激素检测，雄性激素上升，B超检查正常，通过孕酮（黄体酮）治疗好转，2个月后复发，之后开始转吃中药，效果并不是很好。之后她开始在服用中药的同时酉时点按交信、足三里、三阴穴3穴各5分钟，调养1个月之后月经便恢复至正常。

以前，月经淋漓不尽的患者至少需要调理3周左右，但是却能通过点按交信穴缩短治疗时间。

按摩此穴不但能够治疗月经淋漓不尽，对于肾精不足导致的记忆力下降、口干舌燥、心胸烦闷、睡少梦多、盗汗、脱发、白发等症均有疗效。

每天早晨或者下午六七点钟的时候，找个空气清新、环境幽静之处调整呼吸、放松身体，慢慢地提升双臂，将双手手背对准背部肾俞穴，之后深呼气，至吸不进去为止，之后将舌抵在上腭，上下牙齿轻咬，念"一"，边念边吐气至结束，之后咽下口中的唾液，反复做6次即可。

早晨采用这种方法锻炼身体，能够间接达到补益肾经之功，下午六七点，即酉时，经络之气运行至肾经，此时练习可以起到事半功倍的效果。

八髎穴，多种妇科疾病都找它

现代女性大都与男性一样，每天要上班、下班，回家之后还要做繁重的家务，照顾父母、老公、孩子。90%的女性患者都有妇科病，因此，女性朋友一定要关注自己的身体健康。

我有个朋友，从20几岁开始打拼，在别人看来，她就是个成功女性，但现在的她，刚刚满40岁，走几步路就要大喘气，经常工作到凌晨两三点钟都还不能入睡，眼角皱纹越来越多，吃饭没胃口，经常莫名其妙地心悸、发脾气；月经2个月才来1次。

她到各处学习保养之方，经各大医院检查过身体，检查结果非常正常，发现自己的确没病，医师总是跟她说："好好休息就没事了。"

她感到奇怪，自己的身体明明不舒服，怎么就会没病呢？

其实，她患的并不是什么病，而是亚健康，不及时治疗，亚健康就会发展成"病"，包括胃肠道疾病、高血压、心脏病、子宫肌瘤、肾虚等。

我告诉她，每天下午5：00～7：00，即肾经当令之时，将五行养生油倒在掌心，让热力从腰部向腹部神阙、关元穴渗透，来回搓30分钟左右，之后裹好保鲜膜，使得五行养生油彻底被吸收。

八髎就是指上髎、次髎、中髎、下髎，共4对、8个穴位，搓八髎不一定非要搓这8个穴位，可从命门、肾俞、志室搓至八髎。

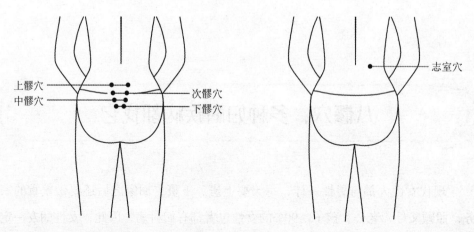

上髎穴
中髎穴
次髎穴
下髎穴
志室穴

经过一段时间搓摩八髎之后，朋友的食欲大增，晚上也很容易进入梦乡了，连续治疗1个月之后，原本的症状都消失了。

八髎邻近胞宫，这个部位皮肉松弛而有弹性，若弹性欠佳，说明经络肌肤间有粘连，这正是胞宫出了问题。

妇科疾病都和胞宫联系密切，用五行养生油搓八髎，能够很好地治疗女性月经不调，月经过多或过少、闭经、白带异常、子宫病、卵巢病、盆腔病、附件炎、肾疾病、乳腺病等，都可通过搓八髎来调养、治疗。

五行养生油的制作方法为：取细辛、藏红花、苏木、茯苓、生何首乌各30克，取一桶2.5升的色拉油，到出少许，以便装下上述药物，之后将上述药材放到油桶中，浸泡1个月。等到药性成分渗透到油中时，就将其连同药物一同倒入锅中，开温火炸一下，至药物飘香，捞出药渣，油冷却后用纱布过滤一遍，放到油桶中密封。油制好后，保质期为18个月。

此油之中，细辛色青，属木，《本草纲目》中说其可"主治百节拘挛，风湿痹痛死肌。久服利九窍，轻身长年。安五脏，益肝胆，通精气。除血闭，妇人血沥腰痛。"

藏红花色赤红，属火，有活血化瘀、散郁开结之功，能够治疗忧思郁结、胸闷、精神恍惚，可调理卵巢、子宫、盆腔系统，畅通周身气血。

苏木色黄，属土，可调理子宫、卵巢、盆腔系统，能够治疗痛经、外伤肿痛。

茯苓，色白，属金，可排除体内多余浊毒、湿气，可让人神清气爽、面色光亮；还可健脾化痰、抗癌、宁心安神、促进睡眠、消除水肿型肥胖。

何首乌色黑，属水，可补肝肾，生精血，乌发生发，强筋骨；还可防治骨质疏松，延缓更年期，调理子宫、卵巢、盆腔系统，抗衰老，增强自身抗病能力。

搓八髎的方法非常简单，而且没有不良反应，可自己操作，但最好在别人帮助下进行，可调理脏腑，通经活络。还要注意，搓八髎之后要及时穿衣保暖，避免着凉。

八髎为治疗妇科疾病的重要穴位，《黄帝内经·骨空论》里面提到："腰痛不可以转摇，急引阴卵，刺八髎与痛上，八髎在腰尻分间。"这里所说的腰痛包含肾部疾病，腰为肾之府，阴卵指女人盆腔、子宫、卵巢、阴部。

并且，八髎在五行之中属水，可调节全身水液，疏通气血，妇科疾病大都与气血水液相关，所以，八髎能够很好地调节妇科疾病。

命门、肾俞、志室位于腰部横向同一条线上，三穴都是肾精和元气聚集的地方，按摩、揉搓此穴能够补充元气、滋养肾精，进而让女性身体强壮、气血充足。

命门在五行之中属火，女性想拥有好身体、青春永驻，命门之火就要不断燃烧，让肾水保持温暖畅通。

肾俞和肾一样，在五行之中属水。此外，妇科疾病、肾系统疾病，都能够在肾俞上找到压痛点。志室为藏肾精的地方，在五行之中属土。肾水缺乏土的藏纳就会泛滥成灾，各种疾病也会接二连三找上你。

提醒女性朋友注意：月经期间搓八髎不可用五行养生油，可改用橄榄油或婴儿油；并且，血小板低下、有出血倾向者、孕妇、皮肤有出血伤痕的女性，皆不可用五行养生油。此油只能外敷而不能内服。

太溪穴，帮助女性柔顺秀发

太溪穴位于足内侧，内踝与跟骨筋腱间凹陷的地方。取穴姿势：呈正坐姿势，平放足底或仰卧。

太溪穴为足少阴肾经的输穴、原穴，输穴本身为经气汇集的地方，具有非常好的提高肾功能之功。原穴为肾原气所在之处，肾经的原发力、原动力均在此处。太溪穴是肾经中经气最为旺盛的地方，具有滋肾阴、补肾气、壮肾阳、理胞宫之功。生殖系统疾病、肾阴不足、腰痛、下肢功能不利等症均可通过此穴治疗。

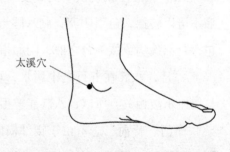

太溪穴

"太溪"就是大溪流的意思，就是说，肾经水液在此处会形成较大溪水，此穴能够不断滋养人体肾之水，和肾之间的关系密切。

因此，想滋阴补肾、修复先天之本，一定要激活肾经。想激活肾经，应当从太溪穴着手，即从源头着手。通过按摩太溪穴，之后让它刺激其他穴位，最后打通整条肾经，就能改善自己的身体状况。

有些女性朋友经常足跟痛，多为肾虚所致，应当经常按摩太溪穴，沿着太溪穴将肾经气血引过去，太溪穴被激活，新鲜血液就会将瘀血冲散、吸收，最后通过循环带走。

有些女性经常咽喉干，喝水也不解渴，不分泌唾液，这是肾阴不足的表现。按揉太溪穴就能够很好地补足肾阴。可以边按揉太溪穴边做吞咽动作，效果会更好。

手足怕冷或发凉的女性，临睡前可按摩太溪穴，坚持每天反复刺激太溪穴一段时间之后，手足就会慢慢感受到温暖。

太溪穴不仅是肾经之大穴，还是全身之补穴。我们都知道，足三里穴为第一长寿穴，为胃经之合穴，偏重补后天，太溪穴却偏重补先天。因此，想要补肾回阳、修复先天之本，应当从刺激太溪穴入手。

很多女性朋友梳头的时候头发大把大把地掉，没有光泽，干枯毛躁，实际上，这也是肾虚的表现之一。想从根儿上解决这个问题，必须补肾。每天坚持按摩或艾灸太溪穴能够治疗肾虚，肾好了，头发就会变得柔顺而有光泽。配合涌泉穴按摩效果更佳。

具体按摩方法为：临睡前用热水泡足5～10分钟，放松双足，按揉或艾灸双侧太溪穴2分钟至出现酸胀或麻木感，之后刺激双侧涌泉穴3分钟。

太溪穴，专治肾虚型发热

有的人经常在晚上五六点钟的时候腰背疼痛、全身乏力、盗汗等，晚上睡着的时候症状又会慢慢消失，早上起来量体温，体温正常，这就是中医上所说的酉时发热。

为什么有的人会在此时发热呢？因为晚上五六点的时候气血流注肾经，此时有规律地发热，多和肾有关。肾虚，肾经气血则不旺盛，就会发热，被称之为肾虚型发热。

日常生活中，每天工作时间长、工作强度大、长期疲劳（不管是脑力劳动还是体力劳动）的女性都容易出现肾亏。

肾虚型发热通常为低热。但是要注意，低热并非意味着病情不严重或病症初期。低热，尤其是长期低热为肾气大伤的表现，是气血严重亏耗的表现。

人体发热实际上为人体正气和邪气斗争的过程，高热说明机体气血充足，战斗力非常强，正邪双方进行着激烈战斗；若机体气血不足，体质虚弱，正虚邪盛，正气就会努力抗击，进而出现低热。

生活在激烈竞争环境里的成年人，透支着身体健康，气血被过度耗损，"底气"不足，很难出现高热现象。

那么如何让成年人的"底气"足起来呢？肾经气血不足、肾虚型发热有个非常简单、有效的方法能够调理，即按摩或艾灸肾经上的太溪穴，还可配合足三里穴一同按摩，每天按摩2次，一次在傍晚五六点钟，气血流注肾经之时，为的是努力增强自身能量，这个时候按摩，补益效果显著。

太溪穴为肾经五输穴里面的输穴，不但能够滋阴补肾、退热强身，还能够调补肾气，可以说是滋阴壮阳之功。《黄帝内经》里面提到："病时间时甚者取之输。"意思就是说，时轻时重症状可取其所属经络上面的输穴。酉时按时出现，而后逐渐消失的发热即为典型时轻时重症状，刺激神经上面的输穴最佳。

肾经为足少阴经，阴经之输穴和原穴为同一穴位，《黄帝内经》上面提到："五脏有疾，当取之十二原。"即脏腑有疾病，可选择其各自经络原穴来治疗，肾阴虚可选择肾经原穴太溪穴。从这里我们也能看出，对付酉时发热最宜选择太溪穴。

不过，运用太溪穴是不够的，既然为气血亏耗导致的肾阴虚，应当将补气血、增加机体供血放在首位，才可从根本上缓解气血亏虚。脾胃为气血生化之源，只有它可以补充气血，供应能量，胃经要穴足三里如同发电厂一样，将它打开，气血生产即可加足马力。

所以，坚持调理太溪穴和足三里穴1个月左右，发热问题即可被解决。当然，如果病情严重，可将此法同药物治疗结合。自己调理的同时，在医师帮助之下治疗效果会更显著。

实际上，无论对待健康问题还是其他问题，道理都一样，尽量自己调整身体状况，但自己的力量、知识有限，可以在医师的帮助下解决问题。

涌泉穴，女性调理的关键穴

涌泉穴在足底，位于足前端第2、3趾趾缝纹头端和足跟相连的1/3处，是全身腧穴的最下端，为肾经首穴。《黄帝内经》里面提到："肾出于涌泉，涌泉者足心也。"就是说，肾经之气就像源泉之水，源于足底，涌出灌溉周身四肢。因此，涌泉穴为人体养生、防病、治病、保健之要穴。涌泉穴是"长寿穴"之一，经常按摩此穴，能够健康身体，延年益寿。

中医学认为，肾是主生长发育、生殖的重要脏器，肾精充足，发育则正常，耳聪目明，头脑清醒，思维敏捷，头发乌黑、发亮，性功能旺盛。如果肾虚精少，记忆力就会衰退，腰膝酸软，行走困难，性功能下降，未老先衰。所以，经常按摩涌泉穴可以活跃肾经内气，使得肾虚火及上，身浊气下降，可补肾、疏肝、明目、滋养五脏。还能够防治老年性哮喘、腰腿酸软无力、失眠多梦、头晕头痛、高血压、耳聋、便秘等症。

涌泉穴和人的生命息息相关。在人的肩上有个"肩井穴"，和足底的涌泉穴形成一条直线，两个穴位上下呼应，从"井"上能够俯视到"泉水"，有水可以生气，涌泉穴就像山环水抱之源，让人感觉就像一个大气场，以维护人体生命活动。肩井穴位于肩上，前直乳中，大椎和

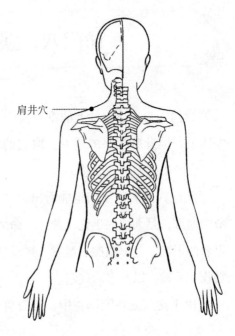

肩井穴

肩峰连线中点，也就是乳头正上方和肩线连接处。

按摩涌泉穴的具体方法：临睡前端坐好，之后用手掌来回搓摩涌泉穴和足底，整个足底都要搓到，搓至足心发热为度，搓完后用拇指的指腹点按涌泉穴，至出现酸痛感为宜。双足互换，之后，用手指点按肩井穴。

下面再来为大家介绍一下涌泉穴的其他治疗、保健功效，及其具体用法。

（1）治疗口腔溃疡：可将吴茱萸粉碎，之后加适量醋调和成糊状，之后贴到涌泉穴上，用胶布固定好，效果非常好。

（2）艾灸、贴敷涌泉穴能够治疗高血压，每天最少艾灸1次，每次10～15分钟，艾灸之后要喝些温开水，若穴位贴敷可买些中药，研磨成粉，之后用鸡蛋清调和成糊状，临睡前贴敷到穴位上，双侧穴位交替使用。此类药物包括：桃仁、杏仁、胡椒、糯米。

（3）将中指屈曲，之后用指间关节、牙签、圆珠笔等点按涌泉穴能够治疗心绞痛。每次按摩20分钟左右，坚持按摩1周左右，能够防治呼吸道疾病。

命门穴，强腰补肾又壮阳

命门穴为人体督脉上的重要穴位，位于后背两肾间第2腰椎棘突下，当后正中线上，同肚脐相平的地方。取穴的时候可以采用俯卧姿势。用手指按压该穴时，会产生强烈的按压感。

从此穴的名称我们也能看出，"命门"即生命之门的意思，为先天之气蕴藏的地方，是人体的生化之源，生命之根本。此穴对女性胞宫的生殖功能有非常重要的影响，能够温煦、激发、推动脏腑的生理活动，还能够促进食物的消化、吸收、运输，以及水液代谢。

由于此穴处在腰部正中，与脊骨相连，在人体重力场中处在低下位置，脊骨内的高温高压阴性水液从该穴外输督脉，此穴外输的阴性水液能够维系督脉气血流行不息。

命门虽然并非肾经上的要穴，但也是人体补肾壮阳的长寿穴位。命门的主要功能包括肾阴和肾阳两方面。现代医学研究表明，命门之火即为人体阳气，临床显示，命门火衰病和肾阳不足多一致。

经常按摩命门穴能够强肾固本、温肾壮阳、强腰膝固肾气，延缓人体衰老。疏通督脉上的气滞点，加强和任脉的联系，能够促进真气在任、督二脉上的运行。而且可以治疗行走无力、四肢困乏、腿部水肿、耳部疾病等。

命门穴的锻炼方法介绍以下两种。

意守法

用手掌擦命门穴和两肾，擦至出现发热发烫感为宜，之后将两掌搓热，捂在两肾上，最后将意念守在命门穴上10分钟左右即可。

采阳消阴法

用背部对着太阳，意念太阳光、能、热不断地进入命门穴，心意一定要内注命门穴15分钟左右。

水泉穴，清热益肾、通经活络

水泉穴属于足少阴肾经。位于足内侧，内踝后下方，太溪直下1寸，跟骨结节内侧凹陷处。此穴具有清热益肾、通经活络之功。此穴出自《针灸甲乙经》，其曰："水泉，足少阴部，太溪下1寸，在足内踝下，

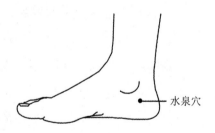

刺入四分，灸五壮。"

水泉穴能够畅通尿液，尿液畅通，体内的毒素才能顺利排出体外，此穴的主要功效为消水肿、通利小便。

此穴为郄穴，而郄穴都能够治疗急性病，肾经上的急性疾病主要包括：急性泌尿系统感染、膀胱炎等。

对于女性朋友来说，按摩水泉穴能够治疗原发性痛经，这是因为水泉穴能够活血通经。这里面提到的"经"就是指月经，经量非常少，但腹部胀得难受，也就是经血流不下来，此时应当立即按摩水泉穴。用拇指指腹做向心方向推按水泉穴，之后沿着顺时针方向按摩至局部出现酸胀、麻痛感，每侧每次按摩5～10分钟。

按揉水泉穴还能够治疗足跟痛，因为肾经上面的穴位都和骨痛有关，但是要注意，这里提到的足跟痛也是急性的，如逛街时间过久导致的足跟、足踝酸痛，也可以通过按摩水泉穴来缓解。长期足跟痛，应当选择按揉大钟穴、太溪穴来按摩。

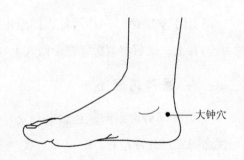

大钟穴

照海穴，肾的"降火"要穴

随着人们生活水平的提高，人们所处的环境也发生了巨大变化。到了夏季，室内有空调，到了冬季，室内有暖气，可以说四季舒适。岂不知，这样的舒适环境却为人们的健康埋下了隐患。

可能现在我们感受不到夏季的炎热和冬季的寒冷，生活很惬意，但与此同时，我们身体对外界环境的适应能力也越来越差，因此，在季节更替的时候，很多人会出现不适症，如咳嗽、咽喉肿痛、嗓子嘶哑等。在应对咳嗽、咽喉肿痛、嗓子嘶哑时可以找肾经上的照海穴来帮忙。

孙思邈在《千金要方》中称照海穴为"漏阴"，就是说这个穴位出现问题，人的肾水就会减少，导致肾阴亏损、虚火上升，如嗓子干痛、慢性咽炎、声音嘶哑等。

照海穴位于足内侧，内踝尖下方凹陷处。此穴乃肾经之要穴，也为八脉要穴之一，通阴跷脉，可滋肾清热、通调三焦。

照海穴中的"照"，乃照射之意，"海"，大水之意，此穴的名意就是指肾经经水在此穴处大量蒸发。此穴最早出现在《针灸甲乙经》之中，指出该穴不但能够缓解胸闷、嗓子干痛、声音嘶哑、慢性咽炎等，还能够辅助治疗肩周炎、失眠，

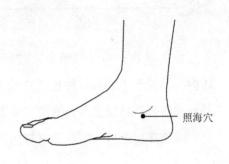
照海穴

配合肾俞、关元、三阴交等穴的按摩，还能够治疗月经不调。

记得有一次，我有个在电台做广播的朋友打电话来说自己嗓子干痛，几乎说不出话来，恐怕要耽搁自己的工作了。我告诉她我有个简单的方法能够帮助她改善症状，而且不会耽误她的正常工作，她非常开心，让我教她具体做法。我对她说，晚上临睡觉的时候，坐在床上，双足心对齐，之后就会看到内踝下有个小坑，用力向下摁，摁的过程中不能说话，感觉到津液出现时要将其咽下，否则就不管用了。她按照我这个方法试了试，果然嗓子见好。之后就一直采用此法保护嗓子。

实际上，不光是我这位朋友，但凡经常用嗓子的人，出现嗓子不舒服的情况都比较多，可以通过按揉照海穴来防治嗓子干痛。

但是要注意，按揉照海穴的时候应当闭紧嘴巴，不能说话，口中感觉到有唾液的时候要吞咽腹中。因为唾液乃肾之液，能够滋补肾精，肾精充足，火自然就会退去。

经常按摩照海穴不但能够治疗嗓子干痛，还可治疗肩周炎，按摩方法非常简单：坐在床上，屈膝，足底平踏床面，之后用双手拇指分别按揉两侧内踝照海

穴2~3分钟，刺激至出现酸胀感为宜，每天坚持按摩此穴1~3次。

如果你患有失眠症，也可通过照海穴改善。睡觉以前按摩几分钟照海穴，不但能够滋阴降火、补肾益气，还能够促进睡眠。

俞府穴，能够调动肾经气血

俞，输也；府，脏腑也。俞府穴是肾经的止点，意指肾经气血由此穴回归体内，其位于上胸部，距前正中线左、右3指宽，锁骨正下方。此穴是肾经体内经脉和体表经脉交会点，或中穴（为一穴位名称）传来的湿热水汽至本穴散热冷凝归降地部后由本穴的地部空隙注入肾经体内经脉，气血流注方向为体内脏腑。

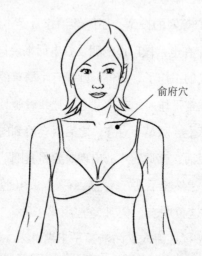

俞府穴

肾经气血物质运行变化为体内气血从涌泉穴外出体表，之后为经水气化而上行，从大钟穴后即为寒湿水汽吸热上行，从大赫穴始为受冲脉外传之热而水湿之气散热上行，从幽门穴始为受胸部外传之热上行，在灵墟穴肾经气血至温度最高点，从灵墟至俞府经脉气血为降温吸湿下行。

取穴的时候，应当采取正坐或仰卧姿势。俞府穴为人体的重要穴位，可治疗咳嗽、气喘、胸痛、呕吐、食欲下降等。配合天突、肺俞、鱼际穴能够治疗咳嗽和咽痛；配合足三里穴和合谷穴能够治疗胃气上逆引发的呕吐。

生活中，很多女性朋友都出现过这种情况，饿了也不想吃饭，或者是经常觉得上不来气，经常打嗝儿，即为逆气上来，上述症状皆为肾气不纳所致，应当及时将气血调养好，经常按摩俞府穴即可。

有些女性朋友还会出现这样的症状：嗓子就好像被什么东西卡住了，有痰，但咳不出来，咽不下去，到医院摄片检查也没发现问题，感觉像是被梅子核卡住了，此即为梅核气。按摩俞府穴即可缓解此症状，配合太溪穴、复溜穴能够将身体的气血充分运转起来。

还有些女性朋友经常足心发凉，从中医的角度上说，足心发凉为气血循环不畅所致，按压俞府穴几分钟，足心就会凉感消失，出现热感，坚持按摩一段时间症状就能完全消失。

艾灸此穴的效果也是非常不错的，可以隔姜艾灸，也可直接艾灸。具体做法：将艾炷点燃，等到艾炷燃尽时，换个艾炷反复施灸，通常艾灸至局部皮肤潮红即可。虚寒疾病都可以通过这种方法治疗。隔姜艾灸就是指在穴位上放置一片姜，隔着姜片艾灸。

 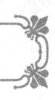

天枢穴，女性便秘可找它

如今，随着女性们饮食的不规律、生活紧张、压力增大、节奏快等，很多女性都出现便秘症状，被便秘困扰的女性愁闷满腹，不但排便困难，脸上和身上也由于毒素不能及时排出而长出了很多痘痘，苦不堪言。

其实，经常按摩天枢穴就能够很好地缓解便秘。天枢穴位于肚脐旁2寸处，是左右对称的两个穴位，主疏调肠腑、理气行滞、消食，为腹部之要穴。经常按摩天枢穴能够改善脏腑功能，消除、缓解肠道功能失常引发的各种症状，还可辅助治疗便秘。

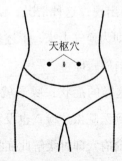

天枢穴

下面就来为大家介绍2种天枢穴的按摩方法。

（1）双足分开站立，和肩同宽，之后用示指、中指指腹按压天枢穴，同时向前挺出腹部，并缓慢吸气，上身慢慢地向前倾，均匀呼吸，反复做5次。

（2）双腿并拢坐在椅子上，之后按压天枢穴，左腿慢慢向上抬起，之后收回，换成右腿向上抬、收回1次，重复上述操作5次。此外，排便的过程中可以用手指点按天枢穴至出现酸胀感，而后按住不动，坚持按1分钟左右就会出现便意，之后屏气，增加腹中压力，就能够顺利排便了。若仍然排不出大便，可以反复点压几次。

虽然按揉天枢穴能够帮助女性朋友缓解便秘症状，但对于肥胖女性来说效果不明显，此外，饭后不宜立刻按揉此穴，可以饭后30分钟按摩此穴。女性朋友们最好避开经期按摩此穴，每天按摩两三次即可，坚持不懈，能够显著缓解便秘症状。

第 **8** 章

房事与养肾，
女性"性"福与肾相关

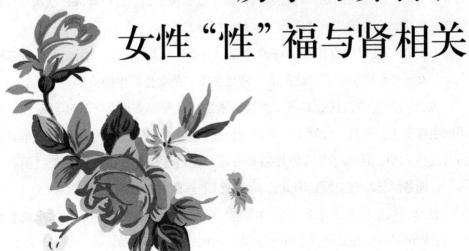

任脉，决定女性性功能

任脉为奇经八脉之一，和督、冲二脉一同起于胞中，出"会阴"。任脉行于胸腹正中，行于上半身前正中，向上抵住颏部，上至面部，至眼睛下面。其分支从胞中贯脊，向上循行于背。任脉和六阴经有联系，被称作"阴脉之海"，有调节全身诸阴经经气之功。此经腧穴可治疗腹、胸、颈、头面局部症状和相应内脏器官疾病，有些腧穴能够强壮身体、治疗神志病。

任脉的"任"字有担任、妊养之意，由于任脉起于胞宫，因此可以妊养胎儿，和女子经、带、胎、产之间有着密切关系，是女性养生的根本。

女性的一生中，任脉如同女性性激素那样，使得女性在不同年龄阶段出现不同生理变化。并且，任脉上的穴位为强性要穴，如关元穴、气海穴，不但具有强身健体之功，还可调节人体性激素分泌，促进性功能。由于任脉是"阴脉之海"，同各阴脉均有交汇，因此，刺激任脉能够调节人体阴经。

任脉经气不正常，小腹、生殖器官、咽喉就会出现各种不适，如小腹胀满疼痛、阴部肿痛、皮肤瘙痒、小便不利、遗尿、慢性咽炎等。

由此我们也能看出，任脉对于女性朋友来说是非常重要的。那么日常生活中我们应当如何去养护任脉，才可保持任脉畅通，维护女性性功能、延缓衰老呢？

任脉上共有24个穴位，在咽喉、两乳中间、脐上都有，每天对这些部位进行适当刺激能够达到养护任脉的目的。

看过武打片的人都记得这样的一句话"打通任督二脉"，古人认为，这二脉一旦打通，不是能长生不老，就是能武艺高强，虽然这种说法过分夸张，但也能在一定程度上反应出任脉的延缓衰老、保持青春之功。

关元穴，女性性保健的要穴

关元穴位于肚脐中下3寸，腹部中线处，采取仰卧的姿势取穴。中医学认为，关元穴可培元固本、补益下焦。

关元穴是任脉穴位，小肠募穴和足三阴会穴，因此对足三阴、小肠、任脉经行部位出现的病变均有疗效，具有非常好培补元气、肾气，暖下元之功，治疗的范围很广，包括妇科白带病、痛经、妇科炎症等。有人说此穴为"女子蓄血之处"。刺激关元穴最好选择艾灸的方法，坚持每天艾灸15～20分钟，15天之后就能够感觉到性功能显著提高，腰部发凉、容易眩晕、怕冷等症状都会消失。

坚持刺激关元穴一段时间之后，就会觉得后腰两肾处明显发热，好像有股热气从关元穴斜向两侧上方，感觉很舒服。对于睡眠质量不好的女性来说，坚持艾灸关元穴还能够改善睡眠。

还可采用震颤法刺激此穴，双手重叠放到关元穴上，稍微用力按压，之后用快速、小幅度地来回推动。操作过程没有时间和地点限制，但是要注意，力度不能过大，按摩至局部出现酸胀感为宜。

女性常走"猫步"，可"性"福生活

"走猫步"一词我们非常熟悉，模特一般会走猫步，走路的过程中左右足轮流踩到两足中线处。从中医的角度上说，人体会阴处的穴位是会阴穴，属于任脉的最低端，任督二脉之交汇点。走猫步的时候，胯部会尽可能大幅度扭动，这样一来，阴部就会在没有察觉的情况下受到挤压、按摩。坚持走1个月的猫步就能达到补肾之功。

走猫步还能够补肾填精、和气血、改善消化不良、利于泌尿系统保健。女性经常走猫步能够防治各种妇科疾病，改善肩颈、小腹、下肢等处的血液循环，进而改善肩颈不适、腰酸、腿麻、小腹坠胀等症。走猫步就相当于在按摩肠胃等脏器，可促进排便，改善或预防便秘。

随着人们生活水平的提高，对健康问题的关注，对性健康的关注度也越来越高，为了"性福"，很多人都将钱花在偏方、秘方上。

走猫步，不但能够强肾，还能够增强肾功能。我们身体共有近500块肌肉，其中2/3的肌肉集中在下半身，走猫步的时候，双足会呈现出"1"字形走成直线，呼吸要缓、沉，双臂自然摆动、有节奏扭胯，和慢跑的效果相同，可以增强体质、缓解压力、提升性功能。

走猫步强身又祛病，还能够给女性带来和谐的性生活，只要走路的时候适当地调节一下，就能够达到这么多效果，何乐而不为。

此外，女性生过孩子之后，阴道会变得松弛，尤其到了40岁的女性，阴道弹性更差，可如果经常走猫步，阴部肌肉就会保持张力，利于提高性生活质量。

锻炼的过程中要将重点放到下半身，同时配合呼吸、上半身、胯的运动才能达到最佳的效果。最后提醒女性朋友，这种方法虽然实行起来比较简单，但是坚持不懈并不容易，要明确"持之以恒"才是最佳的锻炼方法。

踮足尖，帮助女性补肾利尿

俗话说得好："树老根先竭，人老脚先衰。"久坐或久立，都会觉得下肢酸胀，尤其是从事特殊行业的人，更容易出现上述症状。

人的腿部肌肉发达，肌肉中含有丰富的血管，人在踮足的时候，腿部肌肉便会一松一紧，肌肉处在放松状态时，心脏动脉的血液就会增加向肌肉灌注的量，肌肉收紧时，会挤压血管，加速静脉血液回流至心脏，进而促进血液循环。

在古代，养生学家和医学家就已经认识到了下肢循环对于人体的重要性，因此发明了与之对应的保健操，源于宋朝，兴于明朝，在清朝时比较繁盛。八段锦中的背后七颠百病消踮足运动就能够很好地促进下肢血液循环。

具体做法：将双足并拢着地，之后用力抬起足跟慢慢放松，重复上述操作20～30次。虽然这种方法非常简单，但是健身效果却是非常显著的。踮起足尖的时候，双侧小腿后部肌肉每次收缩会挤压出一定的血液量。因此，当你由于某种原因久立不动的时候，应当每静止1小时左右踮1次足尖，这样能够促进下肢血液回流。并且，踮足运动还能够活动四肢、大脑，消除长时间集中用脑、突然站立引发的眼前发黑、头晕等。

女性朋友坐蹲的时候，将第1趾和第2趾用力着地，踮踮、抖抖，都可以达到补肾利尿之功。如果1天做五六次这样的踮足动作，坚持1～6个月就能够达到非常好的健身功效，还能够缓解由于长时间站立引发的足跟痛。

走路的时候可以有意识地提起足跟，完全用足尖走路，走百步即可锻炼屈肌了。从经络角度上说，这样走路还能够畅通三阴经。用足跟走路就是将足跟翘起来，锻炼的是小腿前侧伸肌，走百步即可疏通足三阳经，两种锻炼的方法交替进行能够祛病强身。

将膝盖和大腿保持水平，然后取2个矿泉水瓶放到大腿上，开始负重练习，每次踮足50次左右，速度因人而异。

卧床休息时，也可以进行踮足尖的运动。伸直双腿，足尖一勾一放，可以双足同时做，也可单足做，若是觉得小腿不舒服，应当立即停下来调节，每次做30次左右，速度因人而异。

会吃的女性，越吃越"性"福

古语有云："色性不足，食以补之。"的确，饮食和性保健之间的关系是非常密切的，我们只有合理饮食，才能在享受美味佳肴的同时变得更"性"福。

有些女性结婚后不久便出现了性冷淡，认为性爱是可有可无的事情，久而久之，使得夫妻不和，这种现象也被称作"阴冷"，就是说她们很难感受到性爱的快感，对性爱过程表现得非常冷淡。

下面就来为女性朋友介绍几种补肾，提升"性"福感的常见食材。

◎猪肾：猪肾也叫猪腰子。可养阴补肾，适合肾虚热、性欲较差的女性食用。

◎子母鸡：指还没有生过蛋的小母鸡，可滋阴润燥、补精填髓。非常适合性欲较弱的女性服用。

◎乌骨鸡：也叫乌鸡。女性经常食用可滋阴补肾阳、提升性欲。

◎鸽肉：富含蛋白质、铁、磷、钾等营养物质，女性经常食用可提升性欲。

◎鸽蛋：可补肝肾、益精气、丰肌肤、提高性功能。性欲旺盛者和孕妇不宜食用。

◎旱鸭：也叫洋鸭、麝香鸭。能够治疗由于肾阳虚而导致的性冷淡。

◎雪蛤蟆：与蛤蟆相似，遍身有金线纹。性大热，可补命门，益丹田，能够提升女性性功能。

◎黑大豆：也叫黑豆、乌豆。里面含有异黄酮物质，有雌激素样作用。现代医学研究证明，黑豆能够提升女性性欲、美化皮肤。

◎眉豆：富含植物蛋白、维生素B_1、烟酸、粗纤维、钙、磷、铁等。经常食用能够预防妇科病，调节性功能。

◎甲鱼：可滋阴补肾，益气补虚。女性经常食用能够大补阴之不足，同时提高免疫功能、激发青春活力。

◎鲤鱼：雌性鲤鱼腹中的鱼子含女性激素，能够提升高女性性功能。通常情况下，女性吃雌鲤鱼是非常好的。

◎芹菜：芹菜具有美容护肤之功，还能够治疗月经不调、白带过多、性冷淡、产后腹痛等症。所以，性冷淡女性和患有妇科病的女性都非常适合常食芹菜。

◎石耳：石耳能够治疗女性不孕。《本草纲目拾遗》里面提到："石耳甘寒无毒，有补血明目之功；妇人食之能暖子宫，易于受孕。"

◎乌梅：食用乌梅后，腮腺能够分泌大量腮腺素，而腮腺素有"回春"之功，能够焕发人的青春、提升性欲、增强性功能。女性经常吃乌梅有保青春之功。

◎桑椹：也叫桑果、桑实。能够补肾益肝、滋阴养血。女性经常食用能够调补气血，增强体质，提升性欲。

◎葡萄：研究证明，葡萄可强壮体魄、提高性功能。女性经常食用可以增强性欲。

◎大枣：能够补气血、健脾胃、助阴气。气虚肾亏的女性经常食用大枣能够增强性欲。

◎龙眼肉：可强肾补胃、滋阴壮阳，能够治疗因肾虚引起的妇女蝴蝶斑。对于喜欢吃甜食，并且胃肠功能较弱的女性来说，是良好的促性欲及美容食品。

◎石松子：石松子的提取物能够引发切除卵巢的大鼠出现动情期。女性经常食用能够提升性功能。

◎枸杞子：可滋补肝肾、益精明目、和血润燥、泽肤悦颜、培元乌发等，为提升男女性功能的良药。

◎蜂王胚：现代医药学研究证明，久服蜂王胚能够祛除老年斑、色斑、枯发、白发，还能够让皮肤光洁、柔润。中老年女性经常服用，能够美肤、改善性功能。

◎蜂王浆：蜂王浆为抗衰老、护肤美容的佳品。蜂王浆有非常好的刺激生殖能力之功。用蜂王浆调蜜，每天早、晚各服10～15克，空腹用凉开水冲服。

◎油菜籽：油菜籽也叫芸苔籽。能够活血行气、壮腰固肾、提高女子性兴奋。

◎肉苁蓉：富含改善性功能的微量元素。适合肾阳虚导致的性欲低下和不孕。

下面再来为这类女性介绍几款能够协调其性生活的食谱。

◎取适量狗肉、黑豆一同放入锅中，添加适量清水同煮，调入少许食盐、姜、糖等一同熬煮至熟后食用。

◎猪肾2个，枸杞子适量。将猪肾中的筋膜抽出后清洗干净，切成片状，之后同枸杞子一起放入锅中熬汤，调味即可。

◎取麻雀2只，清理干净后去掉毛和内脏，之后加入菟丝子、枸杞子各15克，一同放入锅中至熟后去掉药，吃肉喝汤即可。

◎取鸽子1只，去掉毛和内脏之后放入锅中；枸杞子适量，清洗干净后放入锅中，隔水炖熟即可。

◎取公鸡1只，去掉内脏和毛之后清洗干净，切成小块备用；取1个干净的锅，在锅中倒入适量油，然后将公鸡放入锅中炒熟，再取1大碗米酒，同酒肉放到一起，隔水蒸熟即可。

◎取1对羊肾，去掉筋膜后清洗干净，加入适量肉苁蓉、枸杞子一同熬汤，之后放入适量葱白、盐、生姜调味即可。

◎取冬虫夏草四五个，白条鸡半只，一同放入锅中炖熟，吃肉喝汤即可。

◎取鲜虾、豆腐各适量，放入锅中，加入适量葱白、姜、盐炖熟即可。

女性性冷淡，三个穴位来帮忙

虽然现代的年轻人要什么有什么，吃什么有什么，可却普遍出现了性欲减退，特别是对于有了孩子的夫妻来说，每周的性生活超不过1次，甚至有些夫妻一两个月才有1次性生活，如果继续如此，夫妻之间势必会产生距离、隔阂。

实际上，夫妻之间的性生活和谐与否对于家庭的影响也是比较大的，一旦夫妻之间不和谐，家庭就会四分五裂，孩子也很难感受到生活中的安逸，终日胆战心惊，甚至孤僻，这是家长们不愿看到的。

那怎么做才可以增强性欲呢？可以按揉气海、关元、足三里穴。气海穴为任脉上的穴位，即我们通常所说的"丹田"，能够大补元气，气可以生血，因此，补气也能够促进补血；关元穴能够温肾补阳；而足三里为胃经之合穴，经常刺激此穴可以很好地提高脾胃气血生化功能，使气血充足。

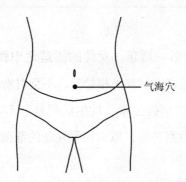

气海穴

具体的按揉方法为：每天早上7：00～9：00的时候按摩气海穴5分钟，之后按摩关元穴3分钟，最后按摩足三里穴5分钟。

取气海穴的时候可以采取仰卧姿势，此穴位于人体下腹部，直线连接肚脐和耻骨上方，把它分成10等份，从肚脐开始算起3/10处。

关元穴位于脐下3寸处，位于腹部中线，采取仰卧的姿势取穴。

足三里穴位于位于外膝眼下4横指、胫骨边缘处。

这几个穴位都是非常容易找寻的，而且按摩方法非常简单，女性朋友抽出几分钟时间就能够充分按揉此穴。但还是要强调，无论哪种按摩方法，想要看到效果，都应当秉承坚持不懈的原则。只是想起来的时候才按上几下是根本看不出疗效的。

此外，如果想要增强性欲，还应当规律自己的生活和饮食，懂得如何为自己解压、消除疲劳，保持积极向上的情绪等。或是吃些金匮肾气丸、六味地黄丸来改善肾气。

可以为自己的卧室做些装饰，如更改壁纸、窗帘、床单的颜色，以刺激夫妻双方的性欲中枢，进而提高性欲。

艾药汤、中极穴，让阴道更健康

其实，从出生的那一刻起，女性的阴道之中便存在各种细菌，通常情况下，这些细菌会在阴道之中"和平相处"，不会对女性的身体产生负面影响。

可如果长期服用广谱抗生素、性生活频繁、不注意阴道卫生、过度用洗阴液杀菌、使用妇科杀菌塞剂等，原本和平共处的细菌就会紊乱，久而久之，出现阴道炎。

患者可以用艾药汤熏洗阴部，之后用天然汤药抚慰阴部。每天取适量艾叶放到水中，开大火烧沸后转成中火煮15分钟左右，捞出，扔掉，同时将艾药汤倒进消过毒的盆里，晾至温度适宜，坐入盆中，用艾药汤熏蒸阴部20分钟，冲洗干净即可。

这种方法适用于各种阴道炎，艾叶在各大药店中都能买到，而且价格低廉。除了可以用艾药汤熏洗阴部，还可在三焦经当令时按揉中极10分钟。此外，鼻子深吸一口气，吸至阴部，如同雨水在阴部转3圈，将细菌洗刷出去一般。很多女性朋友采用这种方法在家中调理，不到1周，炎症便逐渐好转。

艾叶性温，在五行之中属土，借助艾叶的火力能够将阴道里面的浊水冲洗出去，此法为古代太医常用之法。

每天晚上9：00，即三焦经当令的时候，即脉道大开之时，中极控制了4条经脉的重要穴位，这个时候按摩中极穴，治疗阴道炎的效果更好。

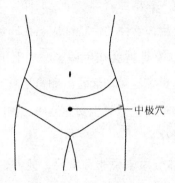

中极穴

女性的任脉与脾、肝、肾3条经脉都汇集在中极，4条经脉的气血都聚集在中极穴上，为治疗阴道疾病之重要穴位。

中极在五行之中属水，按摩中极，即可将阴道中的污浊之水冲走，使得女人看起来神清气爽。中极穴非常敏感，所以按揉的力度不能太大，自己能够承受即可。

 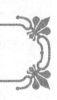

红豆热敷法，助卵巢健康

我有个朋友，今年刚30多岁，就升至为公司的销售部经理，去年的时候，她和老公有了一个女儿，可以说事业和家庭都很美满。

可就从孩子出生以后，我这位朋友却开始反感性生活，经常拒绝丈夫的要求，夫妻俩的感情也变了味道，朋友很无奈，打电话向我诉苦。

实际上，导致性欲下降的根本就是肾，因为肾藏精，女性的生殖系统要在肾之精气呵护之下才可逐渐发育成熟。长久精神、工作压力过大，容易导致肾气不化，卵巢功能会下降，进而损伤肾阴，导致性欲下降。

有人将卵巢比喻成女性的美丽之源，因为卵巢为女性之性腺，能够分泌雌激素和孕激素，这些激素能够促进阴道、子宫、输卵管发育成熟，还可刺激、维持乳房发育，促进盆骨宽大，增厚臀部，丰满脂肪、毛发等性特征，还能够维持性功能。由此我们也能看出，女性的性特征应当在卵巢促进下才可保持。

卵巢功能一旦衰退，女性就会在生理、心理上出现不良症状。提前出现失眠、健忘、脾气暴躁、色斑等更年期症状。卵巢早衰，就意味着更年期提前，甚至会导致不孕，因此，卵巢的保养对于女性健康、预防早衰来说非常重要，它能够让女人年过40仍风韵犹存。

好的生活习惯对人体健康来说非常重要，此外，女人应当尽量避免人工流产，因为人工流产不但会导致生理疼痛和肉体损伤，还可能会引发体内激素改变，对女性健康构成威胁。

下腹部出现瘀血或是盆腔中有积血，容易导致卵巢囊肿，甚至炎症。可以为自己做个"红豆袋"来对自己的卵巢进行热敷，进而化解肚脐周围、卵巢、子宫周围的瘀血。

具体做法为：准备好500克红豆，将它们放到水中清洗干净，放到布口袋里面，将装好豆子的口袋放至微波炉里面加热3分钟，然后将烘热的袋子敷至小腹上，之后配合轻柔的按摩。放置豆子袋子的温度应当以感觉到温暖为宜，若是觉得太烫，要再包上一块洁净的干毛巾。

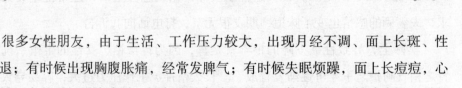

五行蝶展法，可保养卵巢

很多女性朋友，由于生活、工作压力较大，出现月经不调、面上长斑、性欲衰退；有时候出现胸腹胀痛，经常发脾气；有时候失眠烦躁，面上长痘痘，心慌心悸；有的时候没有食欲，腹部脂肪却大量堆积，使自己变得敏感多疑，对很多人存在敌意；有的女性的乳房越来越干瘪，变得越来越没有魅力。

女性肾虚，一定要抓紧时间想办法对卵巢进行保养。下面就来为大家推荐一套五行蝶展法。

1. 每天晚上9：00，也就是三焦经当令的时候，即全身经脉大开时，应当穿上宽松的衣服，在八髎穴和卵巢处涂一层五行养生油，慢慢拍打至吸收。

2. 在涂抹五行养生油的地方裹上保鲜膜，之后趴到床上。

3. 双臂朝前，双腿向后，四肢分开，伸直，和肩同宽。

4. 深吸一口气，吸气时腰腹用力贴到床上，四肢、头颈用力向上抬起，如同蝴蝶一般展翅飞翔。

"展翅飞翔"这一动作最少要持续1分钟，吸进去的气应当尽量憋住，想象这股气在腰腹运动，之后缓缓吐气，与此同时，将四肢、头颈放到床上。吐气的时候，应当想象自己在将体内所有不适拖拽出来，就好像自己又如青春少女般。

吐气的速度要慢，吸气和吐气都应控制在1分钟左右，尽量延长，反复练习20分钟左右即可。保鲜膜要到第2天再揭开。

练习五行蝶展法可保养卵巢，黑亮眼睛，比同龄人看上去更年轻。应当注意，练习蝶展法的时候，若腿部筋被抻痛了，不用过于担心，这是腿部经络自我调理、修复的过程，坚持练习至经络通畅，疼痛便可消失。有些女性朋友练习五行蝶展法后，将此法传给自己朋友，效果都是非常不错的。

房事有度，有助于护肾

对于绝大多数人来说，尤其是女性朋友，性生活是不可缺少的，是正常的生理需求，但是中医学却有"欲不可早、欲不可多"的说法，意思就是说，欲望不能提前，也不能过度。过度生欲会损坏精，而精血一旦受损，就会导致两眼昏花、双目无神、肌肉消瘦、牙齿脱落等症。

女性过早或过度性生活都会伤血，所以古代养生学家一直强调一定要懂得控制自己的身体和情欲，否则就会耗费精血，丧失元气。

女子到14岁的时候肾气盛，天癸至，此时便可行房事、孕育子女。但是，性初成熟并不意味着就可以进行性生活了，女子破阴太早容易伤害到血脉，女子天癸初至便行房事，血脉之阴气就会被伤害，进而影响到女性的正常发育，甚至会导致早衰。

对于已经过了35岁的女性来说，更应当节制房事，每周性生活最好不要超过3次，每次性生活的时间不宜过长。因为过度性生活容易导致细菌侵入尿道，还可能会上行至膀胱，使得多数女性出现尿路感染。过度性生活会损害肾健康，耗竭肾精。

如果想要保护好自己的元气，防止阴精大量损耗，除了要克制性生活，房事的过程中还应当注意季节、时令、环境等因素。

春季时，人体的生殖、内分泌功能比较旺盛，性欲为四季之中的高涨季节，此时适度的房事能够条畅人体气血，对人体健康有益；夏季时人体处在高消耗状态，房事也要适度减少；秋季时万物衰败、凋零，房事也要适度收敛；冬季讲究的是潜藏，因此更应当节制房事，以固护肾阳，防止耗伤精血。

人在情感波动比较大的时候是不能行房事的，以免伤及内脏、损耗阴精，甚至患上各种疾病。行房事的时间最好不要在早上，晚上10点为最佳时间。戌时人的心情愉悦，此时行房事能够获得肉体上的愉悦，身心一同达到愉悦的状态，身体才会健康。

人体的精气是一定的，因此长期房事过度，精气势必会大量损耗，可能短时间内看不出身体有什么变化，可一旦发病，想要恢复到健康状态可就难上加难了。因此，现代人的生活一定要有节制，千万不可纵欲过度。

当然了，也不是说房事有度就意味着断欲，古语有云："女子成年则思嫁。"主要是因为对房事的心理需求，如果此时勉强断欲，对身体健康是没有好处的。现代研究更是证明，孤男寡女对身心健康不利，所以断欲并非延年益寿的方法。有资料显示，中年以后丧偶的女性，容易早衰、速亡，这和精神、生理上的需求有关。

在以下几种情况下不宜行房事：大病初愈，不宜行房事，大病之后，身体健康会受损，精气不足，勉强行房事对疾病的控制或预后不利；大醉大饱不宜行房事，因为酒后容易乱性，容易导致房事过度，损伤肾精；饱饭之后，中气会受阻，气机不畅，再加上房事过劳和压迫，容易壅塞气机；远行劳累时不宜行房事，因为房事需要消耗体力，在身体衰弱的时候勉强行房事有损身体健康；女子经期时不宜行房事，因为经期行房事容易损伤女子冲任，引发疾病；女性孕、产期不宜行房事，孕期之初，胎气不稳，行房事容易动胎气，甚至流产；孕末期行房事易挤压胎儿，所以也应尽量避免。

怀孕期间，年轻夫妇如果很难断绝房事，应当小心为妙，尽量减少行房事的时间和次数，以及控制房事的剧烈程度和行房体位。产后恶露尚未排净，不能行房事，以免损害胞宫和冲任、流血不止等。通常恶露排净1个月之后便可行房事，恢复不好的女性要经过两三个月以后才能行房事。

第 9 章

女性四季养肾，
季节不同，方法迥异

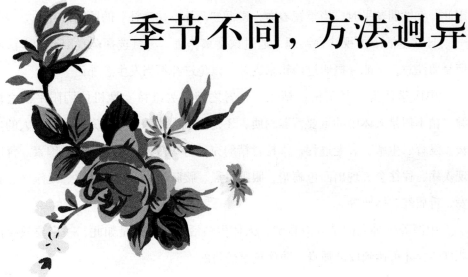

顺应四时，养好阳气又延寿

生老病死是生命发展必须经历的阶段，很多女性朋友希望自己可以延缓衰老、青春长存，那有什么办法可以让青春逝去的脚步走得慢一点呢？医学研究表明，抗衰老应当从补血养肾入手，那么究竟怎样做才能补血养肾呢？

女子以血为本，以血为养，但是由于女性生理上的特殊而经常面临失血，因此，女性朋友平时应当重视养血，遵循"药补不如食补"的原则进补。

日常生活中重视饮食调理，通过饮食来养血，尽量选择药食双补的方法。但是要注意，不能一概通过药物来进补，以免进补不当发生意外。

中医学认为，肾藏精，精化气，肾之精气为维持女性机体阴阳平衡之根源。精不但是人体中的重要营养物质，还是构成人体的基本要素，主宰着人的生长、发育、生殖、衰老过程，维持肾精的充足为减慢人体衰老的重要因素。肾出现疾病，往往会表现出面色晦暗、眼眶发黑、腰膝酸软、头晕耳鸣、足跟痛、脱发、舌质红、体瘦等。

中医养生讲究的是顺应自然，人体生命活动过程也是如此，一定要顺应自然规律，才可达到保健强身、防病抗衰的目的。

阳气生发之根源在肾，肾为人体阳气之本，肾阳受损，容易出现腰膝冷痛、夜尿增多等，肾阳气虚会伤害到肾阴，肾阴不足，会咽干口燥、头晕耳鸣，因此，养好肾阳就可延年益寿。肾阳又称"命门之火"，能够充养身体之阳气，如同太阳照射地球那样让机体温暖。

养生重视的是与天时气候同步，养肾也是如此，只有将春夏秋冬四季的阳气养好，身体能量才能充足。每个季节养护阳气的重点都是不同的。

春季肝火旺盛，养肝的关键为调养心态，因此，春季养阳的重点为养情志。而且，春季是万物生发的季节，阳气不断生发，皮肤毛孔会舒张开放，此时容易受寒邪侵袭，因此有"春捂秋冻"之说。天黑之后应当早睡。经常到院子中走动，穿宽松的衣服，放松身体，利于身体气机生发。春季的时候，人很容易犯困，很多女性朋友会一天到晚睡个没完，这样会阻碍气机生发，人就会容易生病。

夏季天气炎热，气血会生到体位，体内阳气也会外溢，体内阳气不足，因此夏季很容易出现胸闷、气短、多汗等症，应当将养生的重点放到养心上，不能贪凉，以免伤害身体内的阳气。并且，夏季不宜过量食用油腻食品，多吃清淡食物，因为此时气血在体外，体内能量不足以消耗食物。晚上晚些睡觉，清晨早些起床，多晒太阳（不能暴晒），充分接受阳气，多排汗，以保证气血畅通。

秋季体内阳气从疏泄趋向收敛、闭藏，应当合理安排自己的日常起居，养好精神，以安心定神。秋季还应多吃梨子，梨子开出的花是白色，中医认为"白色入肺"，梨具有非常好的润肺、止渴之功，能够入肺经，利于气血速降，帮助人体将气血从内向外生发出来。

冬季天气寒冷，阳气潜藏体内，阴气旺盛，这个时候万物都已凋零，用冬眠状态养精蓄锐，为春天做准备，人体代谢处在非常缓慢的水平。饮食上应当吃些滋阴潜阳、热量较高的食物。还可多吃些新鲜蔬菜，防止体内缺乏维生素。冬季和肾相对应，肾具有收摄功能，可促进能量储存，饮食上应当少咸、增苦，以减轻肾负担。冬季非常适合进补，此时 身体代谢缓慢，营养物质易积存，应当选择功能不同的食物，或做些药膳，增强脏腑功能、补充脏腑所需营养，提高机体抗病能力。

春季养肾原理及方法

到了春季，气候开始变暖，细菌、病毒、真菌等开始活动、繁殖，此时，泌尿系统很容易受侵袭，想要保护好肾，春季时应当严防泌尿系统感染。

对于肾功能不是很好的女性朋友来说，春季是非常好的养肾、调理的时机。临床上得出的结论，春季服用强肾配方和固肾药膳，能够很好地治疗肾，还要注意，肾病患者春季时应当调理好生活、饮食、卫生，下面就来详细介绍一下春季养肾的具体方法。

适当增加具有护肾利尿之功的食物的摄入，如动物内脏、胡萝卜、冬瓜、西红柿、柿子、干果类等，这些食物中蛋白质、维生素等含量丰富，能够增强机体免疫力。并且，还要注意调节好饮食的酸碱性，平时适当增加偏碱性食物的摄入，如牛奶、土豆、南瓜、香蕉、苹果等，以及富含水分的食物，如新鲜果蔬，能够很好地预防泌尿系统感染，每天的饮水量和尿量不能低于1500毫升，进而冲洗尿路，有助于减少细菌繁殖的机会。

平时积极锻炼身体，以提升自身免疫力，规范好作息时间，防止过度劳累，按时大小便，利于排毒。对于有肾病的女性朋友来说，冬季时尽量避免到人多的地方去，防止患上流感等症，加重病情。

有肾病的女性冬季时还应重视生活调理，早晨起床后要到外面呼吸新鲜空气，适当做些运动，重视保温工作，防止罹患感冒。饮食上尽量避免吃辛辣油腻之物，防止损伤肝肾，最好吃些清淡果蔬，如山竹、黄瓜等。

普通女性可以适当吃些山药、白果、芡实，以健脾固肝；还可吃些白木耳、枸杞子和猪肝熬成的汤或白木耳、莲子、枸杞子、冰糖等熬成的粥，均可保肝健脾。

每天晚上临睡前将手心贴到腰眼上，仰卧在床上，5～10分钟之后，热感就会逐渐传遍整个身体。因为我们双手的劳宫穴紧贴在腰部的时候，掌心的热量能够温煦肾部，进而逼出肾中寒气。白天或晚上做都可以，也可以边看电视边做。

夏季养肾原理及方法

夏季天气炎热，水分消耗量大，多吃流食为夏季补肾养生的重点。比如，早餐和晚餐可以吃些粥类，午餐要喝汤，既能够生津止渴、清凉解暑，还可补养身体。熬粥的时候可以添加一些荷叶，味道清香，粥里面略微带有苦味，能够醒脾开胃，具有解暑、养胃清肠、生津止渴之功。还可以在熬粥的时候添加适量绿豆，或者直接熬绿豆粥，能够消暑止渴、清热解毒、生津利尿。

可适当补充蛋白质，增加鱼肉、瘦肉、蛋类、奶类、豆类食品的摄入，多吃些西红柿、青椒、甜瓜、桃子、李子等新鲜果蔬，以补充维生素。还要注意钾元素的补充，平时可多吃些豆制品、香菇、新鲜果蔬等。平时适当增加清热利湿食物的摄入，如苦瓜、黄瓜、绿豆等。吃些鸡肉、山楂、木耳等能够补肾、养血、益气的食物。

夏季也很容易伤肾，夏季养肾的时候应当注意莫贪凉，保持心情愉快。虽然天气炎热，但是女性朋友们也应当注意，不能过分贪凉，最好在阴凉的地方乘凉，而不是无休止地吹空调、风扇，即使开空调，室内的温度也最好保持在26℃以上。

夏季时应当预防腹泻，因为到了夏天，食物容易变质，吃变质食物容易导致腹泻，进而引发感染性肠胃炎，肠道免疫反应，经血液循环至肾，引发肾炎，有可能导致肾功能衰竭。因此，夏季应当多吃些新鲜果蔬，尽量避免吃生冷、烧烤食物。

夏季时应当调整好自己的心情，保持心情的舒畅。因为夏季气候炎热，人容易烦闷、焦躁，保持乐观情绪能够增强人体免疫力，增强肝气、肾气，因此，夏季养肾对身体健康是非常有益的。

坚持进行有氧锻炼,既能够提高心血管功能,而且也有助于清除体内自由基、保护肾。

夏季烧烤遍布各处,很多女性朋友对烧烤"情有独钟",当然了,吃烧烤的时候少不了要喝啤酒,长时间、大量喝啤酒,容易导致尿酸沉积,进而阻塞肾小管,造成肾功能损害。多喝水能够冲淡尿液,将尿液迅速排出体外,以便养护肾。夏季排汗量较大,每人每天水的摄入量不能低于1500毫升。

夏季烹饪食物的时候应适当增加些生姜,既能够逼出生冷食物中的寒性,还可护阳气、畅阳,在一定程度上保护肾阳。

夏季如果想要通过服用适当中药材补肾,应当秉承温补的原则,用药性平和的药材进行温补才可保证补肾而不伤身。补肾药最好空腹服用。通常情况下,早、中、晚空腹服用效果都是不错的。肾虚者尽量避免吃寒性食物,少吃甜食和凉拌菜。可以熬些山药枸杞芡实粥,能够增强身体功能、迅速恢复体力、消除身体疲劳、加速新陈代谢;白术枸杞山药粥,可健脾养肾。夏季湿热,容易损伤脾胃,而白术具有补脾燥湿之功,可暖胃、消食,山药能够增强机体免疫力,枸杞子能够滋补肝肾,将上述3种食材放在一起熬粥,可健脾补肾、强壮肌肉。

秋季养肾原理及方法

到了秋冬季节,很多女性朋友会手足冰凉,畏寒怕冷,实际上,这就是肾虚的表现,肾虚对于身体的伤害是比较大的,那么秋季时应当如何养肾呢?

运动能够增强人的身体素质,同时增强肾功能,但最好不要做剧烈运动,散步、慢跑、打太极拳等有氧运动就非常好,有助于肾健康。

秋季时，气候转凉，肾虚的女性朋友此时不宜吃寒凉食物，如冰激凌、雪糕等，应当适当增加温养肾的食物摄入，如狗肉、韭菜等。

平时可适当吃些补肾食物，但不宜过量食用，晚上临睡前泡足，按揉自己的肾部位，平时泡些枸杞子水喝，保证充足的睡眠，对于肾健康都是非常有益的。

女性一旦肾虚，就会出现失眠、心慌等症，更年期还可能提前，此时可多吃些龙眼肉，能够治疗肾虚引发的失眠等不适，可以取龙眼肉、枸杞子各适量，煮沸之后放入剥皮熟蛋，继续煮30分钟左右。

为女性朋友们介绍几种秋季有效养肾护腰的方法，能够促进秋季养生、预防疾病的发生。

◎用足后跟走路

迈大步走路，用足后跟着地，膝盖不能弯曲，腿向前迈步的时候，足尖一定要伸直；前足着地的时候，后足足跟应当踮起来。实际上，足后跟着地的时候就是在刺激肾经穴位，经常采用这种方式走路能够预防骨质疏松症。

◎握固

将拇指扣在手心处，指尖放到环指根部，之后弯曲其余四指，微微用力，握牢拇指。握固能够将精气神固守体内，而且握固的过程不会浪费时间，也没有地点限制。

◎按摩肾俞穴

双腿并拢，放在床沿，将双手手心搓热，之后分别按到腰背处，上下按摩后背肾俞穴，直到出现热感。每天早、晚分别按摩1次，每次按摩200次，能够补肾纳气。

◎提踵颠足

提踵的时候用五趾抓稳地面，双腿并拢，提肛收腹，沉肩，立项竖立脊，百会上领；颠足的时候要放松身体，轻咬牙关，先缓慢下落一半，之后轻震地面。提踵能够牵拉腰背腿部膀胱经肾经，轻震地面能够按摩脏腑。

冬季养肾原理及方法

尤其到了冬季，早上多睡睡懒觉就可以养肾。从中医的角度上说，肾阳最强的时间为早晨5：00～7：00，肾阳最弱的时间为23：00～凌晨1：00，晚上应当养成早睡的习惯，以养足精神，尽量避免兴奋活动。所以，早睡一会儿也可以养肾。

冬季主气为寒，寒为阴邪，容易损伤人体阳气。阴邪伤阳之后，阳气就会变得虚弱，体内生理过程受抑制，会引发寒象。经常会出现恶寒、脘腹冷痛、泄泻等。与冬季养生相对应的就是肾。

中医学认为，肾为先天之本、生命之源，肾健康，才能调节机体，以适应严冬变化，否则，会引发新陈代谢失调。所以，冬季的养生重点为"养肾防寒"。

冬至到农历冬季3个月是气候转折分界线，冬至过后，阴气开始衰退，阳气逐渐回升，此时冬季的闭藏会转向生机，人体的养分消化、吸收率上升，容易储存，同时发挥功效，为体虚患者补养肾、延寿的最佳时机。

饮食调理对于养肾防寒的过程来说非常重要，冬季可适当吃些羊肉、雀肉等温肾壮阳之品，对于本就身体虚寒的人来说是非常有好处的。还可增加具有补肾益肾之功食物的摄入，如核桃、板栗、龙眼肉等。黑色食物可入肾强肾，如黑米、黑豆、黑木耳等。冬季可适当吃些温性热粥，如果将上述食材放到粥中熬煮，既能够祛寒，又能够补养，治疗疾病。

每个人的体质有异，食补也是有差异的，应当灵活掌握。比如，肾阳虚患者饮食上应当以温补肾阳为准，可吃些羊肉、狗肉等具有温补肾阳之功的食物；

肾阴精不足者，可吃些鸭肉、鹅肉。

冬季不能吃得过咸，因为咸入肾，会引发肾水更寒，干扰心阳。还需忌寒凉食物，防止损伤元阳。

在药补方面，应当严遵医嘱，切不可擅做主张，中医学有"虚则补之"之说，通常药补适合各种肾虚症状，如先天不足、后天失调、久病体虚、妇女产后、外科手术，以及慢性病患者肾气、肾精、肾阴、肾阳失调等。应当在医师指导下服用与其所出现症状对应的补益药物。

冬季应当做好防寒工作，实际上，防寒就意味着更好地保护肾气。进入冬季，应当早卧晚起。早睡能够养护阳气，保持身体温热。最好在太阳升起后起床，因为此时人体阳气上升的速度快，大脑苏醒。但是上班族女性朋友很难做到不熬夜、晚起，习惯于当"夜猫子"，第二天早上匆忙起床上班，这还需女性朋友们提高自我认识，努力规范自己的作息时间。

冬季室内温度不宜过高或过低，因为室内温度过低容易损伤人体元阳，温度过高室内和室外的温差较大，容易感冒，因此，冬季室内温度应当控制在18~22℃，还应当进行力所能及的体育活动，可增强人体免疫力。因为肾主气，能够帮助肺气呼吸，所以还能够预防各种慢性呼吸系统疾病。肾和膀胱互为表里，膀胱经循行在背部，寒邪入侵时应首先重视背部保暖，以保护肾阳。古人认为，肾为封藏的根本，所以，冬季一定要避免房事过度，工作、运动过程中应当避免排汗过多，以免肾精亏损、阳气耗费。

冬季吃狗肉，养肾护肾效果好

狗肉也叫"香肉""地羊"，被誉为"至尊肾宝"。狗肉中不但蛋白质含量高，并且大都为优质蛋白质，球蛋白比例大，能够显著增强细胞活力和器官功能。吃狗肉还能够提升消化能力，促进血液循环，增强人的体质，改善性功能等。从中医的角度说，狗肉可以温补肾阳，因此非常适合肾阳虚的女性食用。

冬季天气寒冷，很多女性朋友容易出现手足冰凉等肾阳虚症状，在注意做好防寒保暖工作的同时，还应适当吃些狗肉，以补肾阳，温煦身体。

狗肉的体味很重，食用前可用白酒、姜片反复揉搓，之后用稀释的白酒浸泡1～2个小时，再取出，用清水冲洗干净，放到油锅中微炸之后烹调，能够有效降低狗肉腥味。有的人食用狗肉后容易口干，可通过喝米汤来纠正。

狗肉属热性，非常适合冬季食用，但是咳嗽、感冒、发热、腹泻、阴虚火旺等不存在虚寒证者不宜食用狗肉。

狗肉半生不熟的时候不能吃，以免寄生虫感染，疯狗肉更是不能吃。狗肉性热，滋补较强，食用过后容易导致血压上升，甚至血管破裂出血，所以，脑血管患者不能食用过多狗肉，大病初愈的女性也不宜食用狗肉。

下面就来为女性朋友们介绍几种狗肉的烹调方法。

❀ 砂锅焖狗肉

【材料】狗后腿肉，薄荷，白糖，干辣椒，白酒，葱，姜，大料，草果，花椒粒，精盐，菜籽油，酱油，肉汤。

【做法】

1. 将狗肉清洗干净后切成块状，再放到清水中漂洗2次，沥干水分；薄荷清洗干净后摘取上面的嫩尖。

2. 将炒锅置于火上，倒入菜籽油，待油温烧至七成热时，放入草果、大料、花椒、白糖、盐、干辣椒段、葱、姜、酱油，再倒入狗肉翻炒20分钟左右，倒入肉汤，烧沸后倒入砂锅中置火上；将白酒分2次加入，转成小火继续焖1小时左右至汤汁收稠，放入薄荷后，即可食用。

【功效】补肾阳，温煦四肢。

❀ 红萝卜狗肉

【材料】狗肉，红萝卜，葱，姜，八角，料酒，蒜瓣，麻油，酱油，湿淀粉，五香粉，盐。

【做法】

1. 将狗肉放到清水中浸泡1小时左右，之后清洗干净，放到沸水锅里面焯一下，捞出，切成块状，放到砂锅里面，倒入适量清水，开大火煮沸，撇掉上面的浮沫，倒入少许料酒，转成小火继续煨40分钟左右，捞出狗肉，沥干上面的水分，切成薄片。

2. 在汤锅中加入适量葱段、姜片、八角、料酒、盐，酱油，开小火煨成卤汁即可。

3. 将红萝卜清洗干净后切成片状，同狗肉片间隔摆好，放到蒸碗中，同时将过滤的卤汁倒进装有狗肉片的碗中，放到笼屉里，开大火蒸5分钟左右，倒出蒸肉原汁。

4. 将倒掉的原汁放入另外一个锅中，开火，用湿淀粉勾薄芡，淋上几滴麻油，再撒上少许葱花、味精、五香粉，煮沸，浇到狗肉碗上即可。

【功效】温补肾阳，提升性欲。

冬季补肾，女性不再手足冰凉

我们经常在大街上看到一些衣着时尚、华丽的女性瑟缩成一团，即使她们已经穿得很臃肿了，可仍旧不停地跺足、搓手；再看看她们周围那些打扫卫生的大妈们，虽然穿的并不是很多，也没有将自己"密封"，却仍旧是满面红光，不戴手套就拿着扫把满街走。

经常手足冰凉，很可能是肾虚所致，肾虚者可能会出现心率减慢、血压下降、体温较低，因此，肾虚女性经常畏惧寒冷，尤其到了冬天，更是苦不堪言。一整个冬天都非常注意身体，却仍然是感冒不断，旧疾复发或加重。这就是为什么有些女性会对冬季产生抵抗、恐惧的心理。

人体的肾阴、肾阳是变化着的，冬季手足冰凉、畏寒怕冷的女性主要病因为体内阳气不足。从中医的角度说，导致肾阳不足的诱因为脾虚。这是因为脾为后天之本，主消化饮食，之后将饮食里的精华运送到全身各处。一旦脾气虚弱，脾消化饮食的功能就会下降，这就意味着我们人体没有足够食物生化气血，进而滋养脏腑，手足位于人体末端，气血之精华本就很难到达手足，再加上阳气不足，血液的流动就会受阻，使得手足失温运，出现手足冰凉。

改善脾胃功能，应当从补足肾阳开始入手。肾之阴阳变化不能根据患者表现出的某种症状断言究竟是肾阴虚还是肾阳虚，因此，治疗、调节的过程中很容易将肾阳虚当作肾阴虚治疗，或是将肾阴虚当成肾阳虚治疗，进而加重病情。

饮食上，肾阳虚的女性朋友应适当增加牛肉、羊肉、韭菜、葱、姜等温补肾阳食物的摄入。

此外，泡足也是非常好的防寒之法，足距离心脏最远，而且足部的脂肪比较薄，保温功能差，足掌和上呼吸道黏膜之间关系密切。肾虚患者一旦出现手足冰凉，非常容易导致上呼吸道黏膜内毛细血管收缩，进而出现感冒、腰腿疼痛等。

每天晚上临睡前用热水泡足，能够很好地促进人体血液循环，消除全身疲劳，还可抵御严寒，预防疾病。

第 10 章

好习惯，让女性的
肾越来越"强壮"

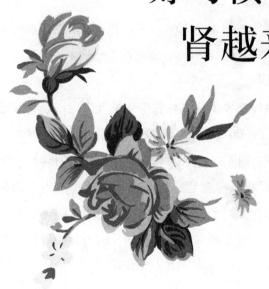

女性吃晚餐，不宜过晚

现代的女性已经不像过去那样一天到晚待在家中，而是从事着各种工作，参与各种竞争，所承受的压力甚至比男人还大，在这种情况下，女性朋友，尤其是处在事业巅峰的女性朋友，由于时间紧张，经常用泡面、快餐代替正餐，甚至我们常会看到很多女性在大街上边走边吃早饭。

晚上下班之后，女人们不是接受应酬出去大吃大喝，就是在家里为自己烹饪一顿大餐，将一天中所需的营养放到晚上去补充，或是吃上一顿丰盛的夜宵，岂不知，晚餐不当是很多疾病的诱因。

晚餐吃得少，睡得才会香，具体吃多少应当根据个人情况来定，以自我感觉不饿为宜。晚餐应当安排在下午6：00左右，8：00之后就不要再吃任何东西了，可以饮水。而且，晚餐后4小时之内不能睡觉，以充分消化胃中的食物。

肾阳虚的女性朋友晚餐时不宜吃寒凉食物，以免损伤阳气，应当吃两种以上蔬菜，适量吃些微甜、微辣食物，因为辣属辛，而辛可化阳，还可适当吃些温阳食物，如牛肉、羊肉，肾阴虚患者不可吃辛味食物，因为辛味食物会伤阴，可增加酸味食物的摄入，或吃些微甜食物，因为酸甘化阴，可用枸杞子、山药熬粥喝。

晚餐应适当增加富含纤维、糖类食物的摄入，如新鲜果蔬，既能够增加维生素的摄入量，又能够补充膳食纤维。适当减少面食的摄入量，增加粗粮的摄入，还可食用适量鱼类。

研究表明，尿结石和晚餐过晚有关，因为尿结石的主要成分为钙，食物里面的钙一部分被肠壁吸收，一部分会通过尿液排出体外。晚餐吃得过晚，人们就会不活动直接入睡，所以餐后产生的尿液会潴留在尿路，久而久之，尿液里面的钙不断增加，便形成结石。

经常参加应酬，晚餐丰盛的女性最好多吃些凉拌菜、粗粮，粗纤维能够增加饱腹感，如豆类、魔芋中就富含粗纤维，还可适量饮用果醋，能够调节胃液酸度，保护胃黏膜。

每天热水泡足，是最好的养肾方式

如今，泡足已经备受众人关注。但是对于处在30～40岁的忙碌女性来说，"顾得上颜面顾不上足"，为什么这么说呢？因为处在这个阶段的女性开始出现衰老特征，在忙于工作之余将所有的心思都放在了美容上，根本顾不上泡足。

从中医的角度上说，人的五脏六腑功能与足上的穴位一一对应。足不但是足三阴经的起始点，也是足三阳经的终止点，这六条经脉的根分别位于足上的6个穴位中。足踝以下就包括33个穴位，双足穴位多达66个，分别对应人体脏腑，占全身穴位的10%。经常泡足能够刺激足部太冲、隐白、太溪、涌泉及踝关节下的各个穴位，进而补充人体元气、强壮筋骨和腰、调理脏腑、畅通经络、促进人体新陈代谢、延缓衰老，能够防治各脏腑功能紊乱、脱发、便秘、耳鸣耳聋、牙齿松动、失眠、关节麻木等。

我国传统理论有"一年四季沐足"的说法，说春季洗足，可开阳固脱；夏季洗足，可祛暑热；秋季洗足，可肺润肠蠕；冬季洗足，耳郭湿灼丹田。泡足虽然对身体有益，但前提是采用正确的方法泡足，如泡足的时间、水温等，此外，特殊人群或特殊情况下不宜泡足。下面就来为女性朋友们介绍一下泡足过程中的注意事项。

❀ 泡足时长

泡足的最佳时长为30～45分钟，每天或隔天泡1次即可。

❀ 泡足水温

泡足的水温应当控制在38～43℃，泡足的时候水要能没过踝部，还要在水中不时搓动双足。

❀ 泡足时间

专家建议，晚上9：00睡觉最能养肾，因为此时肾经气血相对较弱，这个时候泡足，身体的热量增加之后，身体血管会扩张，利于体内血液循环。

❀ 选对泡足桶

泡足的时候，水要多些，要能达到足够的热量。在一个盆里放一盆底的水最多算得上是洗足，根本达不到养生的目的。最好买个较深的木桶，可以将整个小腿都泡进去，选木桶是因为它容易保温，而且贴近自然。

❀ 选择加热设备

市场上出售的泡足桶有的没有加热设备，这样一来，我们在泡足的过程中要不断地向洗足盆中倒热水。

❀ 是否加中药

很多女性朋友都做过足疗，做足疗之前要泡足，泡足的时候会放中药。实际上，如果你用白开水泡足就能出汗，说明你的经络已经非常畅通了，根本用不着加中药；如果你用白开水泡了30分钟后仍然没有出汗，就要加些中药进去，加中药主要是为了活血驱寒。

❀ 泡足禁忌

泡足的时候不能太饿，也不能过饱，因为泡足时容易加速血液循环，易头晕不适，饭后30分钟不宜泡足，会影响胃部血液供应。

严重心脏病、低血压患者晕厥的时候不能用热水泡足，容易导致血管扩张，使得全身血液从重要脏器中流向体表，进而导致心脏、大脑器官缺血缺氧，增加心脏病、低血压的发病风险。

糖尿病患者泡足的时候水温应当控制得当，因为糖尿病患者的末梢神经被高血糖所损害，不易察觉高温，易被烫伤，进而引发严重后果。

脚气病患者应当与健康人分开使用泡足桶，以免交叉感染。如果足癣严重，有水疱则不宜用热水泡足，容易导致伤口感染。足部出现炎症、外伤、烫伤等均不宜泡足。

泡足是简单而有效的养生保健方式，非常适合肾虚的女性。但是要注意，这种方法一定要坚持不懈才能看到疗效。养生并非一时之事，贵在坚持。

充足的睡眠，是补肾的良方

肾能够调节人体酸碱平衡，从中医的角度上说，肾主藏精、主水、主纳气、主生殖、主骨生髓，开窍于耳，其华在发。充足的睡眠对于气血的生化和肾精保养起着重要作用。临床发现，很多肾虚患者都曾熬夜、过度疲劳、睡眠不足等。

俗话说得好："药补不如食补，食补不如觉补。"由此我们也能看出，睡觉是最重要的补肾之法。

人在工作、学习、劳动的过程中会消耗大量能量，除了可以通过饮食的方法补养之外，要可以通过睡眠来补偿。

充足的睡眠能够很好地恢复精气神，工作紧张、心中烦闷的时候，也都应当按时休息。很多人都有过这样的经历，睡眠不足的时候，第二天醒来就发觉自己疲惫不堪、无精打采、头昏脑涨，提不起精神做事，但是经过一次优质睡眠后，这些情况就会统统消失。有的人曾经将睡眠比作充电，经过一次优质的睡眠能够将身体活动消耗的能量补偿回来，为第二天的活动做充分的准备。极度疲劳的时候，睡上20分钟就能让自己精气神十足。

如果一个人经常睡眠不足或睡眠质量差，就会精神萎靡、注意力不集中、头晕头痛、肌肉酸痛、非常疲惫。长期缺乏睡眠，身体就会处在过度劳倦状态，耗伤气血损害五脏。心劳，血就会受损；肝劳，则伤神；脾劳，则食损；肺劳，则气损；肾劳，则精损，为多种疾病埋下隐患。

现实生活中，虽然几乎不会有人"经久不眠"，但却有很多人因上网、看书、看电视、应酬，占用了正常睡眠时间，使得睡眠严重不足损害身体健康。所以我们应当充分利用睡眠补足精神。

四季睡眠，春夏季节应当"晚卧早起"，秋季应当"早卧早起"，冬季时应当"早卧晚起"，最好在日出以前起床，不宜太晚。正常情况下，一个人每天应当保持8小时左右的睡眠，体弱多病的患者可以适当增加睡眠时间。

睡觉的时候头朝北足朝南，这样能够让磁力线平稳穿过人体，以最大限度减少磁场干扰。

睡眠的姿势最好呈弓状，向右侧卧负担最轻。人体心脏多处于身体左侧，向右侧卧能够减轻心脏承受压力，并且双手尽量不要放在心脏附近。

还有，无论是喜好熬夜还是喜欢早睡晚起，对身体健康都是不利的，应当找准自己的生物钟，提高睡眠质量。子时和午时为一天之中温差最大的两个时间段，所以这段时间内应当进行适当休息。

卧室中最好少放电器，以免影响人脑的正常休息。睡觉的时候不要戴手表，义齿、手机等应放远一些。

平时多喝水，及时清除肾垃圾

水是生命之源，也是生命过程中不可缺少的物质，一旦水液的摄入不足，很可能会导致毒素残留体内，加重肾负担，所以，定时饮水对于肾的养护非常有帮助。

我们都知道，肾的基本功能为生成水液，能够清除人体内新陈代谢产生的废物和有害物质，进而调节体内的水、电解质、酸碱平衡，以维持生命活动。想要健康、延缓衰老，一定要保护好肾功能，而保护肾功能，首先应当多喝水。

肾功能受损，机体产生的毒素便不能及时排出体外，积累到一定程度就会黏结到一起，久而久之，就形成了肾结石，严重危害着身体健康。想要分解、清除这些毒素，饮水就是很好的排毒方法，我们喝下去的水会和人体血液融在一起，它可以清除我们体内的废物，清洗肾，进而排出肾管里面的毒素。水可以稀释黏在一起、可能导致肾结石的凝块，每天饮用适量清水可调节体温、润滑关节与肌肉，还可促进消化，将废物经肾和身体中排出。

人一生病就容易发热，由于代谢的加速，废物、毒性物质的生成也会增加，这个时候多喝水能够帮助人体排泄。很多药物都会对肾产生损害，如磺胺类、链霉素等，如果患者需要应用这些药物，应当在医师指导下服药，尽量选择对肾损害较小的药物，服药期间要多喝水。

对于经常便秘的女性朋友来说，清晨空腹喝上1杯温开水或蜂蜜水能够促进排便；午休之后喝上1杯淡茶水能够提神、醒脑；临睡前喝上1杯温开水可补充睡眠过程中由于排汗而丢失的水分。

下面再来为大家介绍一下喝水的原则。

❀ 喝温水

冰水或过烫的水会对胃产生刺激，而喝温水不但不会对身体产生刺激，同时有助于人体吸收。

❀ 喝好水

尽量不要喝蒸馏水，因为蒸馏水水性太酸，会对身体产生伤害，尤其对肾功能较弱的人伤害更甚，可以适当喝些优质矿泉水。

❀ 空腹喝水

空腹喝水，水能够直接进入消化道中，吸收率更大。

❀ 积极补充水分

很多人为了避免自己上洗手间而控制饮水，每天水的摄入量只有几百毫升，或是等到渴得受不了的时候才喝水，久而久之，膀胱、肾就会受损，容易出现腰酸背痛。

背部温暖常在，肾则忧虑全无

人体的背部属阳，循行在背部的督脉总督一身的阳经，所以叫作阳脉之海，掌管着一身的阳气。人体的背部包括人体全部背俞穴、各个脏腑的反射区，为内外环境之通道，也是最容易受外邪侵袭之处。外邪能够通过这些穴位影响肌肉、骨骼、内脏功能，进而致病。因此，背部温暖常在，对于肾的养护来说非常重要。

人体的阳气衰弱，背部容易受寒。对于心脑血管疾病、支气管炎、过敏性鼻炎、风湿性关节炎、胃及十二指肠溃疡的女性来说，应当注意背部保暖。

晒太阳是非常好的增强背部保暖的方法，每天趁着阳光充足的时候背对太阳晒一会儿，能够直接补充督脉的阳气，进而对全身功能产生影响，这对于脑、髓、肾精亏损的女性来说有非常好的补阳之功。

直接对背部进行刺激，有益于气血运行、血脉流畅，进而滋养全身器官，以强身健体。下面就来为大家介绍几种简单的背部刺激养肾方法。

❀ 撞背法

在《黄帝内经》中有这样的记载，肾有久病的人，可以在寅时面朝南放松全身，之后身体向后仰去，整个背部对着墙壁，力度适中地撞击墙壁，之后借力让身体恢复到直立状态，反复进行，每次撞击30次左右，每天做2～3次，具有强壮腰肾、疏通经络、循行气血、调和阴阳之功。

捶背法

捶背者将手半握成拳状，然后用掌根、掌侧拍打、叩击背部。动作尽量保持和谐，力度要均匀、缓和，以可耐受同时能够感受到舒适为宜。每分钟叩击或拍打七八十次，每次拍打15分钟左右。上述操作每日应当做1～2次。

擦背法

可以让家人或按摩师帮助擦背。按摩者应当将五指并拢，之后用手指和掌在背部正中和脊柱两侧反复来回揉擦。最初揉擦的时间不能过长，之后逐渐增加揉擦的时间，至皮肤发热、感觉到舒适为宜。每天清晨、临睡前分别按摩一次，力度不能过大，以免擦伤皮肤。

不管是哪种方法，都可以让背部达到温暖状态，坚持不懈，还能够预防感冒、便秘，辅助治疗腰背酸痛、胸腹闷胀等慢性疾病。尤其是冬季，天气比较寒冷，做背部保健活动的同时注意其他部位保暖。

好情绪，女性最简单的养肾之方

现代女性的生活压力非常大，尤其是三四十岁的女性，工作和生活的多方面压力和负担使得现代女性自身免疫力开始下降，正是因为女性特有的生理特点，使得她们出现炎症的比例越来越高，肾病已经成为女性的公敌。

肾不好，轻者面色晦暗或苍白，重者会影响到正常的性生活，甚至剥夺女性做妈妈的权利。

女性肾功能状态对于女性的容颜、健康的影响都是非常大的。女性的一生有多次失血过程，再加上生活和工作上的巨大压力，使得女性更容易精气不足。特别是对于过了35岁的女性来说，身体功能开始衰退，肾功逐渐下降，引发肾虚肾亏，容易导致腰膝酸软、面色苍白、褐斑滋生、皮肤干燥、头发枯黄等衰老迹象。所以，对于女性来说，补肾也是非常重要的。

《黄帝内经》里面提到："恬淡虚无，真气从之，精神内守，病安从来。"每个人都有七情六欲，七情过激，就会对身体各个脏器产生负面影响，久而久之，形成各种脏器疾病。现代很多人出现的疾病都和情绪有着密切关系，因此，养护肾的首要任务就是调节自己的情绪。

尤其是气机，多愁善感的女性朋友，一定要谨防抑郁，避免自己受不良情绪影响，保持乐观的心态，还应避免恐惧、焦虑情绪，一定不能悲忧伤感。情绪低落时候到室外做做深呼吸，多出去走动走动，让自然界的平和景色安定自己的心境。

调节情绪是件既简单而又复杂的事情，为什么这么说呢？虽然每个人都知道好情绪对身体健康有益，但是很少有人能够控制自己的情绪，火气一上来，就什么都顾不上了。

情绪激动的时候，可以深呼吸3次，这样激动的情绪就能够缓和很多。情绪低落时，应当多出去走走，和朋友进行一些活动，尽量避免独处或思虑，以免情绪更加低落。

调解情绪的方法有很多，比如，有的人会大哭一场，有的人会将自己心中的委屈向好友诉出，有的人会通过逛街、听音乐、运动逼迫自己转移注意力，以免总想着不开心的事情。

但是提醒女性朋友，千万不能因为心情不好而喝酒、飙车，甚至自杀，这样只会对身体健康产生进一步危害，而根本问题却仍旧没有被解决，逃避是懦弱的，只能暂时避开痛苦，痛苦之后所要承受的是更多的痛苦。

无论因为什么事情不开心，都应当勇敢地去面对它，找出适合自己的舒缓情绪的方法，这样就能够很好地掌控情绪，而不是被情绪掌控。

申时1杯水，有效防结石

水为人体的清道夫，多喝水不但能够帮助人体补充水分，利于稀释血液、加速新陈代谢过程，还可保持皮肤润泽，养颜，润肠通便。

30－40岁的健康女性，每天的饮水量为2500毫升左右。人体中血液的来源主要有3个：饮水占50%，食物含水占40%，体内代谢产生水占10%。人体水的排出主要有四个途径：尿液占60%，肺呼出占15%，皮肤蒸发、排汗占20%，粪便含水占5%。喝进的水量和排出的水量基本相等，达到一种动态平衡。水的摄取、排出量应当维持在2500毫升，体力活动增多、环境温度上升时，水的排出量、排出途径都会变化，应当适当增加或减少饮水量。

申时喝水对身体是非常有好处的，申时肾经当令，之后就是酉时，膀胱经当令，肾经、膀胱经之间不但在结构位置上"毗邻"，并且两者都掌管着人体的"水液机关"。肾主水，是调水的重要器官，而膀胱为储水的重要器官，酉时虽然过了排泄高峰期，但是排泄周期尚未完全结束，仍然处在首位阶段。酉时补充水是非常重要的，对于肾具有非常好的帮助、保护之功。能够在人体处于排泄高峰后对肾、膀胱进行"大清理"，将体内残余垃圾清除出去，这样就可以大大降低体内残留毒素、废物对肾和膀胱的伤害，进而维护肾和膀胱的健康。

不能等到口渴的时候才喝水，清晨和临睡前都最好喝上1杯温开水，能够降低血液黏稠度，利于心血管健康。饮水量不足的失水或病理失水达到体重的2%，会出现口渴、尿少；失水量至体重的10%时会烦躁、浑身无力、体温上升、血压下降、皮肤丧失弹性；失水量超过20%会死亡。

饮水量过大也会对身体健康构成威胁，过量饮水，人体中的盐分会大量流失，部分水分吸收到组织细胞中，引发细胞水肿，进而出现头昏眼花、虚弱无力、心搏加速等症，甚至痉挛、意识障碍、昏迷，这就是我们通常所说的水中毒，当然，水中毒几乎不会出现在普通人身上，这种现象多见于肾病、肝病、充血性心力衰竭患者。

调查发现，绝大多数的尿路结石患者不爱喝水，统计结果显示，如果可以增加50%的尿量，尿结石的发病概率会降低86%。

我们的输尿管直径为0.6～0.8厘米，结石在这个范围之内可保守治疗，多喝水、多运动、口服排石药，排出体内结石，同时配合跳绳、跑步等运动。

对于结石症来说，预防是非常重要的，结石患者即使进行了排石手术，相关干预措施没有做好，结石也还是会复发。想要预防尿结石，患者每天的饮水量应当保持在2500毫升左右，并且饮水要均匀，不能一次大量饮水。此外，还要注意调整饮食结构、合理饮食，多吃果蔬，合理摄入蛋白质，控制糖类的摄入。

生姜水，帮助女性远离痛经

女性一生之中，要经历很多个痛苦阶段，其中一个就是痛经，一半以上的女性朋友在月经来潮时会伴随痛经。

我有个朋友，30多岁，每次经期会被痛经所折磨，最初的时候她还能忍受，可是现在，痛经越来越严重，使得她每个月都会因为痛经而向上司请假，月月拿不到全勤奖。

从中医的角度上说，"经水出诸肾"，意思就是说月经和肾之间有着密切关系，而且与脾、肝、气血、冲脉、任脉、子宫之间关系密切。就拿我这位朋友来说，导致痛经的主要原因为肾气亏虚、气血不足，再加上工作和生活压力较大，导致肝气郁结、气血运行不畅，进而引发痛经。所以，调理月经应当以补肾、健脾、疏肝、调理气血为主。

痛经的女性可以试试生姜水泡足的方法：每次取适量生姜，切成片状放入盆中，倒入适量清水，将盆置于火上，开大火煮沸，之后转成小火继续煮10分钟左右，至熬成浓姜水，再将浓姜水倒进洗足盆里面。通过这种方法治疗痛经一次就能见效。

在我们的足上，有很多与人体各个部位关系密切的穴位，并且，足厥阴肝经、足太阴脾经都位于足上，这两条经脉均与血密切相关，前者主要用于藏血，而后者有统血之功。女性处在经期的时候，它们的运行就会受阻，产生瘀堵，出现剧烈腹痛，也就是痛经症状。所以，只有畅通这两条经脉，才能治愈痛经。

生姜辛辣，具有发散、宣通瘀塞经络之功，经络畅通，疾病自然痊愈，痛经也就不会每个月都找你麻烦了。

第  章

容易肾虚的女性，
应多防范、保健

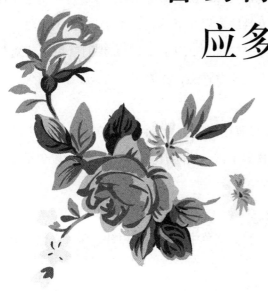

痛经，用道家之法帮你解决

很多女性朋友都喜欢穿裙子，低腰裤、露脐装，到了冬天也不喜欢穿保暖裤，棉裤就更不穿了。

一年四季受寒邪侵袭，不注意保暖，寒毒就会在体内积累，痛经也就会很容易找上你。很多女性到了每个月的那几天，都会痛得死去活来，经常抱怨女性为什么要受这么多罪。下面就来为女性朋友们介绍一下道家治疗痛经的方法。

从中医的角度上说，既然痛经是"冻"出来的，那么我们就用热法对付它，治疗这种痛经的最佳武器是艾草，艾草性温，能够入肝经、脾经和肾经，还可温暖子宫，祛除寒湿，疏通经络。

关元穴在五行之中属水，可留住肾中元气，为肾的大补穴位。肾经上的水道穴和归来穴在五行之中属土，紧挨着子宫，如同河堤般养护子宫，以免子宫气血外溢，因此，这些穴位为护宫要穴。

每天晚上9：00的时候，即三焦经当令的时候，在关元、水道、归来穴上分别扎针，之后在针柄上插艾绒点燃，直到艾草中的药透过银针，深入穴位之中，以挥发其功效。

关元穴位于脐中下3寸，腹部中线上，仰卧取穴。该穴具有补元气、固根本、提升正气之功，可驱逐寒邪。

水道穴位于下腹部，脐中下3寸，距前正中线2寸。

归来穴位于下腹部，脐中下4寸，正中线旁

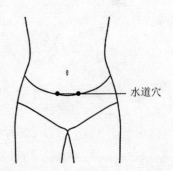
水道穴

开 2 寸。可专治痛经，邻近子宫，为子宫之守护神，可温煦寒凉子宫。

为了方便，可买回一个温灸器和一些艾条，每次月经来潮前10天开始对关元、水道、归来穴针灸，至月经来临，通常连续治疗3个月就能痊愈。此法最适合寒性痛经，但最好请专业人士来操作。

关元、水道、归来穴都位于小腹部，每次治疗时，可将艾灸盒放到上面，这样能烤到三个穴位，每次烤20分钟左右即可。

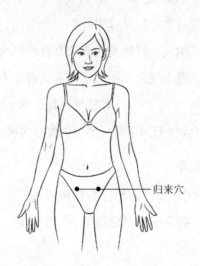

——归来穴

肾气不足有表征，你知道多少

肾气反映着肾功能活动，对生命活动来说非常重要，肾气不足容易引发各种疾病，对身体健康不利。那么，日常生活中，我们应当怎样判断自己的肾气是否充足？

口重，喜欢吃味道厚重的食物

经常无缘无故觉得口重，即为肾气不足所致。我们都知道，五行与五脏、五味相对，五脏里面的心、肝、脾、肺、肾和五味里面的酸、苦、甘、辛、咸对

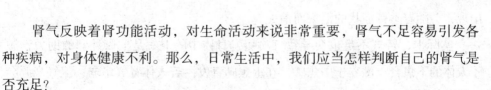

应。中医学有"咸入肾"之说。

肾气不足的女性脾胃功能会日趋变弱，味觉也会越来越差，需要吃些味道厚重之品上调元气以助运化，因此，三四十岁的女性如果越来越喜欢吃味厚食物，很可能是肾气不足所致。

❀ 气短，气喘

《类证治裁·喘症》里面提到："肺为气之主，肾为气之根，肺主出气，肾主纳气，阴阳相交，呼吸乃和。"从这里我们也能看出，虽然肺主呼吸，但是一样要依靠肾闭藏，也就是纳气。呼吸均匀要依靠肾的纳气功能，因此，气喘还和肾的纳气正常与否有关。患上气管炎、哮喘等病症时，不能仅从肺部解决问题，还应当考虑到肾功能的正常与否，只有肾气充足，吸入的气才可归纳于肾，反之，肾气不足，吸入之气无法归纳于肾，便会引发呼多吸少、气短、气喘等症。

❀ 畏寒，四肢冰冷

人体内外皆需要阳气，而畏寒怕冷为阳虚表现，肾为阳气产生之根源，阳虚根源为肾阳虚，因此，畏寒怕冷其实就是肾出了问题，治疗所有类型畏寒怕冷都会涉及温补肾阳。

肾阳虚引发的畏寒会伴随着精神萎靡、腰膝酸软冷痛、面色黧黑、小便清长而频繁、白带清稀、宫寒不孕等。

❀ 喷嚏不止

打喷嚏是正常生理现象，身体受凉或感冒时会打喷嚏，多和感冒症状一同出现，会随着感冒症状的消失而消失。

实际上，肾气不足也会导致打喷嚏，身体中的卫气是抵御外邪的助力，源于人体的下焦肾，滋养于中焦脾，在上焦肺宣发。若人体肾气虚弱，卫气来源会减少，到达肺的卫气就会更少，进而影响肺的正常宣发，出现打喷嚏现象。

肾气不足导致的打喷嚏通常比较连续，而且持续的时间较久，伴随着浑身疲乏、腰膝酸软等症。

哈欠连天，浑身倦怠

身体疲倦欲睡或酣睡时被人叫醒打哈欠为正常生理现象，可如果不分时间地哈欠连天，很可能为肾气不足所致，应提高警惕。

肾为先天之本，肾之精气为生命活动的动力，肾精充足，人体才可得以滋养，才能保持充沛的精力、旺盛的精神；肾精不足，身体就不能得到滋养，会精神萎靡、哈欠连天。此类人还会伴随面色无华、畏寒怕冷、四肢冰冷、腰酸背痛等症。此类患者舌质淡、舌苔白、口唇发绀。

头晕耳鸣

很多人都有过头晕耳鸣的经历，任其发展下去，甚至会出现耳聋。头晕耳鸣多和肝肾有关，中医学认为"肾藏精生髓，髓聚而为脑"，因此，肾虚会引发髓海不足，大脑失养，进而引发头晕耳鸣。

夜尿增多

通常夜尿在2次以上，或尿量超过全天的1/4，甚至不到1小时就要尿1次，尿量接近或超过白天，即为夜间多尿。白天小便正常，只有夜尿增多，多为肾气虚所致。

先天不足、久病不愈的女性，易肾虚

对身边情况有所注意的女性朋友都有这样的体会，有的孩子已经到了两三岁还不会走路，甚至不能站立；有的孩子出生的时候头发稀疏，甚至不长头发，随着年龄的增长仍然头发稀疏难长；有的孩子牙齿萌出晚；有的孩子已经满了一两岁却仍然不会说话；有的孩子已经满了周岁，却仍旧软弱下垂；有的孩子咀嚼困难，经常流口水；有的孩子浑身肌肉无力……这些现象都和小儿先

天不足有关。

《黄帝内经》中有这样的说法："人之生也，有刚有柔，有弱有强。"父母身体虚弱，多病、经血亏虚时怀孕，或者生育次数多，精血过度耗损的情况下怀孕，或者妊娠过程中失调养、胎气不足时生产，皆可能出现精血亏虚。总结出来就是，父母肾精不足，所生子女很容易肾虚。

我有个朋友，孩子已满5岁，出生时不足月，体重轻，在温箱中待了很长时间，如今，孩子长得慢、说话晚、智力也比同龄孩子差，朋友急坏了，带孩子到处咨询医师，最后终于在一位中医那里找到根源。

朋友结婚比较晚，结婚的时候没想过要孩子，工作辛苦，生活没规律，经常陪客人吃饭、喝酒、抽烟，意外怀孕了，一想年龄也比较大了，生怕万一流产后不容易怀孕怎么办，于是将就着把孩子生了下来。

由此可见，先天不足为导致肾虚的重要根源。肾为先天之本，构成新生命的物质、能量继承于父母，藏在肾中。父母身体不好，肾气虚弱，孩子所能接受到的物质、能量就会不足，导致孩子肾虚。

体弱多病、烟酒过度、过度劳累、焦虑紧张、服药等情况下怀孕，或者年龄过大或过小的时候怀孕，孩子都容易肾虚。

那么究竟怎么做才可以预防先天肾虚呢，从年龄上说，女性最佳的怀孕年龄为21-28岁，因为此时为女性一生中肾气最为充足的年龄。准备怀孕前，生活、起居一定要规律，避免接触有毒物质，如农药、化学试剂等，因为这些因素可能会诱发新生儿疾病；避免在电脑前工作，防止辐射；不宜穿紧身裤，以免影响生殖器官血液循环，引发泌尿生殖系统炎症，影响下一代健康；不宜吃养殖淡水鱼，因为养殖淡水鱼大都吃饲料长大，饲料中添加了激素，会对下一代健康产生影响。

对于处在30-40岁的女性来说，更应当注意上述问题，以免影响到下一代的身体健康，尤其是肾健康。

久病会导致肾虚，疾病的发生发展为正气与邪气斗争的过程，久病不愈，正气就会越来越弱，久而久之，便会累及肾，出现肾虚，这就是我们通常所说的

"久病及肾"。

当人体内的某个脏器出现病变时，除了说明本脏出现病变，还会在一定条件下影响其他脏腑病变。肾是先天之本，元阴元阳封藏在内，脏腑之阴都通过肾阴供给，脏腑之阳都通过肾阳温养；肾之精气除了来自先天之精，还来自其他脏腑生化之精气，疾病长久不愈，失调养，就会损肾之精气，就像《景岳全书》里面所述"五脏所伤，穷必及肾"。

导致肾虚的原因很多，久病的女性通常肾气虚弱，因此，很多疾病治到最后需要补肾。这和哮喘后期治疗将补肾固精放在首位的道理一样。

久病之人大都服用各种药物，药物需要通过肾代谢，久而久之，会加重肾负担，对肾产生危害，到最后，即使疾病被治愈，肾却已经受了重创，只得继续调养肾。

嗜烟酒的女性，肾虚离你不远了

如今，很多女性朋友已经加入了饮酒的行列，酒为粮食酿制而成，为粮食之精华，适量饮酒对身体大有好处，如解除身体疲劳、增加胆量、增加血液循环等，无论是同学聚会，还是亲友们凑到一起，都少不了酒。

所以就会有人喝多了、喝高了，通过豪饮来展示自己的豪爽。通常情况下，对于喝多了的人，身边的人会为她泡上一杯浓茶"解酒"。其实，在李时珍的《本草纲目》中就有关于酒后饮茶危害的记载："酒后饮茶伤肾，腰腿坠重，膀胱冷痛，兼患痰饮水肿、消渴挛痛之疾。"意思是说，醉酒之人通过喝浓茶解酒，容易腰腿疼痛、膀胱冷痛、伤肾，还可能出现痰饮水肿、消渴挛痛等。由此可见，酒后饮浓茶，的确会对肾产生负面影响。

乙醇进入人体后，会在肝脏中代谢，在氧化酶作用下被氧化成乙醛，之后再被氧化成乙酸，乙酸进一步被氧化成二氧化碳、水，之后分别经过肾、肺排出体外。

茶里面富含茶碱，茶碱有利尿之功，浓茶里面丰富的茶碱可迅速发挥利尿之功，促进还没有分解的乙醛进入肾，而乙醛会伤害泌尿系统。医学研究证明，乙醇对心血管的刺激非常大，浓茶可兴奋心脏，喝完酒后喝浓茶，会更加刺激心脏，对于心脏功能不是很好的人来说非常不利。乙醇本身有兴奋作用，饮酒过后血管会扩张，此时再喝浓茶，容易导致血管破裂。

乙醇本身会刺激血脉，饮酒之后血脉会伸展，血流速度上升，而浓茶也是如此，因此，提醒那些非常重视养肾的女性朋友，酒后千万不可以立即喝茶，特别是浓茶，以免发生意外。那么醉酒之后要怎样解酒才能不伤肾呢？

❀ 食醋解酒法

食醋和乙醇混合会生成乙酸乙酯、水，进而减轻乙醇对人体的伤害，醉酒后立即喝些食醋，或在食醋里面加适量红糖，能够明显解酒。

❀ 萝卜解酒法

醉酒之后可以吃些生萝卜；或喝些生萝卜汁，加适量红糖调服；也可以用萝卜籽煎汤服用。将萝卜切成丝状，之后调入适量糖、醋做成糖醋萝卜丝，清凉可口、酸甜适中，对于醉酒防治大有裨益。

❀ 水果解酒法

食用新鲜水果能够解酒，如梨子、柚子、桃子等均有解酒之功，特别是鲜桑椹，解酒效果更好。用干桑椹煎水后调糖饮服也可以。

❀ 蜂蜜解酒法

蜂蜜可以治疗酒后头痛，蜂蜜中含有果糖，能够促进乙醇分解、吸收，利于迅速醒酒，还可解除酒后头痛。有酒后头痛史者饮酒前后吃50克左右的蜂蜜，能够防治酒后头痛、头晕等。

经常熬夜的女性，当心肾病 "突袭"

肾虚不仅是男人的事儿，女性也很容易肾虚。很多女白领由于工作压力大，经常熬夜加班，时间一久便形成了肾虚。尤其对于过了35岁的女性来说，出现腰酸背痛、失眠多梦更是常有的事儿，实际上，这都是肾虚 "惹的祸"。

肝肾阴虚已经成为很多都市白领面临的问题，经常熬夜是其重要诱因。经常熬夜，肝肾会很累，还可能会 "受伤"，出现面色黯淡、食欲下降、失眠多梦、神经衰弱，免疫力也会下降，还有些人表现出 "未老先衰"，出现头晕、脱发、耳鸣、记忆力衰退等。

我们的肝肾并不喜欢熬夜，通常情况下，肝肾功能最强的时间在凌晨，最脆弱的时间在晚上23：00～1：00，所以，建议女性朋友们无论因为什么原因都不要熬夜，应当早睡，养足精神。

中医学认为，阴气盛则寐，阳气盛则寤，就是说，从子时开始到第二天凌晨1：00以前都必须上床睡觉，子时就应当处于最佳的睡眠状态，若子时仍然熬夜活动，对身体健康不利。

白领女性晚餐不宜吃得过多，以免影响正常的睡眠。可以适当吃些清淡食物，尽量避免晚上加餐、吃夜宵，防止夜间睡觉的过程中身体不适而影响睡眠质量，进而影响肾的健康。

还有些女性朋友，喜欢夜生活，经常不到夜里不 "撒欢"，这在都市女白领中也是比较常见的，这些女性经常会与好姐妹、同事们出去唱歌、泡吧等，夜生活过于丰富，使得这些女性的面色越来越差，"疯狂享受" 的过程中损耗着自己的精、气、神，消耗着自己的肾精，久而久之，便成为肾虚患者。

暴饮暴食的女性，你的肾怎么受得了

如今，人们越来越追求速度，每个人似乎都难以摆脱忙碌，每天走进办公室，面对着堆积如山的文件，上有领导给予的压力，下有自己高攀之心，中间还要面对家人，面对生活。为了生存、生活，很多人把自己变成了工作狂，每天只有一个字"忙"，别说停下来休息，就连饭都吃不好。

有时候已经到了吃饭的时间却仍旧没有时间吃饭，直到饿得头晕眼花时才跑到街边或美食城吃些小吃，在没有察觉的情况下吃大量食物。时间一久，食物就会累坏我们的肠胃，也使得我们的肾出现问题。

食用大量食物，身体也会同时产生出大量垃圾，而肾为这些垃圾的"处理厂"，负责分泌尿液、排泄废物、调节电解质浓度、维持酸碱平衡。肾的工作量增大，肾衰退的就会越迅速，肾的排泄、调节功能也会降低。

肾每天都要承受巨大的压力，毒素和垃圾不能及时排出体外，就会在体表反映出来，如痘痘、雀斑、骨质疏松等，身体状况日渐变差，肾功能严重受损的时候，则疾病丛生，甚至出现尿毒症。

因此，养肾并不是说吃上几服补肾药就没事了，还应当养成良好的饮食习惯，千万不可暴饮暴食。

每天到了进餐的时间一定要及时进餐，这样就能够避免因饥饿过度而在不自觉的情况下吃下大量食物，如果实在抽不出时间吃饭，可以在吃正餐以前喝杯酸奶，或者吃上几块小点心、几颗干果，以免过度饥饿而饮食无度。

吃饭的时候一定要懂得控制自己的食量，不能过多，实际上，吃八分饱完全能够满足我们身体的需要，尤其对于处在四十岁左右的女性朋友来说更是如此，食量过大，不但对身体健康不利，还会由于食物摄入过量而引发肥胖、心脑血管疾病、肾病，对身体健康百害而无一利！

饮食过咸的女性，当心伤了肾

咸入肾，咸不足会导致肾虚，既然吃咸过少容易肾虚，为什么又说经常吃咸的女性会伤肾呢？

实际上，这里所要强调的就是凡事都有个度，超过了限度身体就会不适。举个例子来说，我们必须通过吃饭来维持生命的过程，但并不是说吃得越多越好，或是吃得越少越好，因为吃得太少会营养不良，而吃得太多会营养过剩或引发胃肠疾病。对于人体来说，无论摄取的是什么东西，都应当有个度，太过或太少对身体健康都是不利的。

人体不能缺少盐，而咸味也可补肾，但是吃盐过多也会伤肾。《黄帝内经》中虽然说："咸入肾。"但也道出了："多食咸，则脉凝泣而色变。"意思就是说，吃得太咸，血脉会凝聚不畅，进而使人面色发黑。面色发黑实为伤肾所致，是肾虚的特征。现代医学认为，食盐摄入过多会导致高血压，高血压得不到有效的控制，容易损害肾，形成尿毒症，这就是为什么尿毒症患者通常面色很黑。

《黄帝内经》中还说过："病在骨，无食咸。"意思就是说，骨头有病，就不宜再吃过咸的食物了，因为咸味过重的食物会导致骨骼病变加剧，而骨头疾病是不易治愈的。西医研究发现，食盐摄入过量会加速钙流失，进而引发骨质疏松等症，骨为肾所主，因此，过咸会损害肾健康。

经常憋尿的女性，小心患肾病

现代的很多都市白领女性、销售人员等，会由于工作忙碌而"分不开身"，吃饭的时间都没有，更别说上厕所了，有些女性朋友竟然1天只小便1次，这样的不良生活习惯，势必会对身体健康，尤其是肾健康产生威胁。

我的一个朋友，从事销售行业，公司的工资并不高，但是业绩提成很诱人，为了拿到高额的提成金，朋友每天都拼命工作，几乎不上卫生间，每天降低饮水量，内急时也总是忍着。

前段时间，朋友打电话过来说自己身体不舒服，经常头痛、乏力、食欲下降、恶心、呕吐、畏寒怕冷，一开始以为是劳累过度所致，请假休息几天之后发现症状仍然没有缓解，而且经常腰痛，甚至惊厥，到医院就诊，结果是尿路感染。

人在憋尿的时候，尿液会反流至输尿管，增加肾压力。如果有尿意，应当及时排净尿液，排尿的时候不要太用力，或是采用分次排尿法，必要的时候可配合抗生素治疗，不但能够减轻反流，还能够让反流消失。若尿液反流严重，应当通过手术来改善症状。

憋尿时间过久不但会导致尿路感染，还可能引发肾病，甚至发展成尿毒症。为了保护好肾，应当摒弃不良习惯，不管工作有多忙，都应当在有尿意的时候及时排尿。

有些女性朋友可能认为这样做不现实，与客户谈交易的时候怎么能急于上厕所呢？其实我们可以回想一下，处在憋尿状态的人是很难集中精神做事的，因此，还不如尽快解决私人问题，之后一心扑到工作上，这样工作效率才能更高，临床上常见的肾结石等肾疾病均与长时间不喝水有关，我们的肾如果不用水冲洗会生成结石。

　　喝水是个长期坚持的过程，而并非口渴难耐时才喝。口渴时说明人体水分已失去平衡，细胞脱水至一定程度，中枢神经发出补水信号。每次喝水量最好在200毫升左右，最好做到定时定量。

　　肾是我们的先天之本，想要让我们的身体更加健康，首要任务就是保养好肾，保养与之相关的器官，及时排尿，是众多方法的基础。

　　我们所吃的盐95%通过肾代谢，摄入的盐分过多，肾负担就会加重，再加上盐里面的钠元素容易导致水分潴留，进一步增加肾负担，导致肾功能衰退。

　　为女性朋友介绍一下解决的方法：每日盐分摄入量不得超过6克，这6克之中，有3克盐直接从日常食物里面获得，也就是说，食物调味用盐应保持在3～5克，还应注意，方便食品、腌制食品中盐分非常多，应当减少食用次数和食用量。

滥用药物的女性，当心"坏"了肾

　　肾是人体的重要排泄器官，能够清除人体各种代谢废物，肾病特点为：出现轻微病变时不易察觉，因为肾由300万个肾单位组成，每个肾单位都可以独立工作，肾单位通过机体和肾本身反馈系统来工作。

　　通常情况下，参与正常工作的肾单位仅有1/4，任务增大时，会主动增大工作量来代偿，却不表现出任何征兆；但是，肾单位损坏一个少一个，代偿能量丧失便会表现出肾功能衰竭，后果非常严重。

　　我们服用的药物大都要经过肾排泄，服用的药物种类太多、剂量过大，会增加肾负担，尤其是四环素、链霉素、新霉素、镇痛药、某些抗癌药等，应用不当或应用剂量过大均会对肾产生危害，引发肾功能障碍。

1997年10月，德国肾病专家向人们发出服用镇痛混合制剂会损害肾的警告，过去人们只知道镇痛药非那西丁会严重损害肾，因此停用，实际上，很多镇痛药，如非那西丁代替品阿司匹林、对乙酰氢基酚（醋氨酚）都会对肾产生不同程度损害。

很多人认为西药会损害肾，而中药不存在肾毒性问题，实际上，中药也有很多不良反应，少数有严重毒性，尤其是中药里面能够利尿、活血化瘀、剧毒药物，如木通、大戟、商陆、砒石、雄黄等，使用不当或剂量过大，都会对肾产生严重损害，因此千万不能滥用。

尤其对于妊娠期的女性来说，用药不慎更易对肾脏产生损害，因此，身体出现疾病时应当首先咨询医师，在医师指导下用药，不可盲目用药。平时多喝水，以促进废物排泄。眼睑、双下肢出现水肿，经常腰痛，容易尿频、尿急、尿痛，或出现血尿、脓尿时，应当抓紧时间到医院检查，提高对身体变化的重视。下面分别介绍几种不同的药物对肾的损害。

❀ 镇痛类药物

头痛、浑身痛几乎是每个人都曾出现过的，有些人稍微有些不舒服就会吃镇痛药物，如吲哚美辛（消炎痛）、索米痛片（去痛片）、扶他林等，症状缓解后也不去就诊了。然而，这些药物导致肾功能衰竭占药物性肾衰竭的1/3，甚至引发急性肾衰竭。

此类药物会降低肾小球过滤，引发缺血性肾损害、高血钾、水钠潴留，会诱发肾病综合征、急性间质性肾炎。患者会出现头晕、视物不清、恶心呕吐等症，甚至导致血肌酐显著上升，双肾缩小，引发肾慢性损害，情绪激动或劳累时会急性发作。

所以，患者在服用镇痛类药物的时候，应当定期检测尿常规、肾功能，出现问题的时候应当立即停药。疼痛减轻或缓解时也要及时停药或减药，防止对药物产生依赖，降低对肾的损害。已经出现肾疾病的女性，应当密切监测肾功能变化，以免加重肾损害。此类药物导致的肾损害通常可逆，早发现、早处理，预后还是不错的。

❀ 抗生素类药物

目前，滥用抗生素现象也比较严重，特别是泌尿系统疾病患者，出现尿频、尿急、尿痛等症时，通常不到正规医院治疗，自行购买抗生素应用，引发恶心、呕吐、全身乏力、尿少等症，一检查，发现是血肌酐上升，引发急性肾小管坏死、急性肾衰竭等。

很多抗生素都有潜在肾毒性，其严重程度会随剂量增大或疗程延长加重，及时停药能够缓解、恢复到正常状态，但是有的时候会导致严重后果。

容易导致肾损害的抗生素有：庆大霉素、新霉素、链霉素、卡那霉素、四环素等。庆大霉素等氨基糖苷类抗生素广谱抗菌效果较强，不用做过敏试验，所以滥用现象严重，这是引发患者出现肾毒性的主要诱因。使用此类抗生素时，应当定期检测肾功能和尿常规。

此外，有的药物本身虽然没有肾毒性，但由于患者对某些药物存在过敏现象，如新型青霉素，会导致过敏性间质性肾炎，应当立即停药，以降低损害。

❀ 中药类

中药对肾的损害不容忽视，如木通，常用于女性通乳，单次口服10克就会导致中毒，超量使用对肾的损害更大，毒性强的中药会对肾产生直接损害，引发肾功能和肾组织结构改变。症状较轻的患者会出现蛋白尿，尿液中细胞血管型排出增加，尿量降低，而且伴随氮质血症的出现，症状严重的患者会伴随尿少、无尿，停药或经过治疗能够恢复到健康状况。

通过这些介绍大家就能看出，不管是中药还是西药，都应谨慎服用。通常情况下，用于治疗慢性肾病的中药没有毒性，久病多虚，慢性病多虚症，用滋补药、平性药对肾几乎无损害。如果使用肾毒性较强的中草药，应当先做尿常规、肾功能检测，服药过程中应定期检测，肾功能不全的女性禁用。

更年期女性，刮痧即可安全度过

更年期是女性从性成熟过渡到老年期的必经阶段，为卵巢功能由旺盛至衰退的过渡阶段，包括绝经期、绝经前后，其标志为卵巢功能逐渐衰退至完全消失。

这段时间，女性身体的生理变化非常明显。90%以上的女性会出现不同程度不适症，严重影响着女性身体健康及生活质量。

如今，随着生活节奏加快，生活压力增大，污染因素等，很多女性都出现了更年期提前现象。

30岁左右的女性出现的更年期症状：皮肤显著松弛，粗糙，无光泽，毛孔粗大，色斑、痤疮接踵而至。

30—40岁的女性出现的更年期症状：内分泌紊乱，月经不调，乳房下垂、萎缩，老年斑，外阴干燥，性欲衰退等。

40—50岁的女性出现的更年期症状：失眠，多梦，烦躁易怒，精力体力下降，记忆力衰退，骨质疏松等。

55岁以上的女性出现的更年期综合征：肾功能大幅度衰退，卵巢萎缩。

从中医学的角度上说，更年期综合征为肾气衰退，冲脉、任脉亏虚，精血不足，脏腑气血不调引发，应当以固肾气为主要调养方法，还应当配合疏肝健脾之法。

我有个朋友，刚过35岁，但却不知为什么，最近经常莫名心烦，感觉全身发热，饮水量增大，晚上睡觉时不愿意盖被子，感觉身体在向外冒火，情绪非常不稳，甚至有打人的冲动，有时莫名抑郁，焦躁不安；晚上睡觉的时候辗转反侧，好不容易睡着了过不了四五个小时就会醒来，而且几天才排1次大便，排便困难；小便次数多，几乎每小时都要小便，忍不住；走路的时候觉得双腿无力，走路时间稍久一些便腰酸。

我给朋友把了下脉，她的脉搏无力，肝脉脉弦，两手的肾脉沉迟；我看她的舌苔时，舌体赤红，舌尖、舌两边有星点，舌中间呈现出的是纹状，舌根干涩。

我诊断她是女性更年期提前的症状，背后的膀胱经上，肝心脾肺肾五脏都在后背占据着相应的背俞穴。所以，我嘱咐她，每天在后背进行刮痧。

中医学将更年期称为脏躁，由于肾功能下降、肾水不足，引发体躁。所以，我嘱咐朋友每天中午、晚上喝杯黑豆芝麻薏米浆，以补肾精、益肾水、滋润发躁内脏。

更年期时，女性卵巢功能迅速降低，容易患子宫肌瘤、卵巢肿瘤、子宫颈癌等胞宫疾病。所以，更年期的女性朋友除了可以应用上述方法，还应配合子宫保养术和卵巢保养法，效果更佳。

刮痧沿着3条路线：中间督脉，两边膀胱经络各1条。每次刮20分钟左右，刮痧时不宜太过用力。

更年期女性情绪波动大，经常会出现烦躁、焦虑、委屈、多疑、抑郁等。若你身边有更年期提前的女性经常乱发脾气，千万不能埋怨她，跟她生气动粗，应当和她谈心，多关心她，建议她后背刮痧，才能帮她顺利度过更年期这个关卡。

肺俞穴
心俞穴
肝俞穴
胆俞穴
脾俞穴
胃俞穴